SOCIÉTÉ FRANÇAISE DE SECOURS AUX BLESSÉS
des Armées de terre et de mer.

GUIDE PRATIQUE

DE

L'AMBULANCIÈRE

PAR

Le Professeur A. BOUCHARD

ET

Le Dr P. SUDRE

Médecin aide-major de 1re classe au 6me de Hussards.

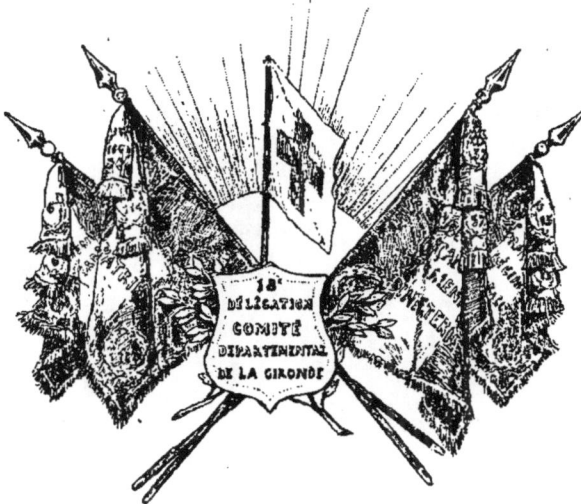

BORDEAUX
FERET & FILS
ÉDITEURS
15, cours de l'Intendance

PARIS
SOCIÉTÉ FRANÇAISE
de Secours aux Blessés militaires
rue Matignon, 19

1892

GUIDE PRATIQUE

DE

L'AMBULANCIÈRE

SOCIÉTÉ FRANÇAISE DE SECOURS AUX BLESSÉS
des Armées de terre et de mer.

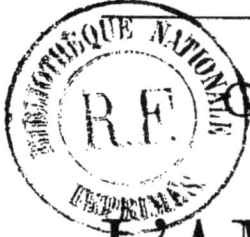

GUIDE PRATIQUE

DE

L'AMBULANCIÈRE

PAR

Le Professeur A. BOUCHARD

ET

Le Dr P. SUDRE

Médecin aide-major de 1re classe au 6me de Hussards.

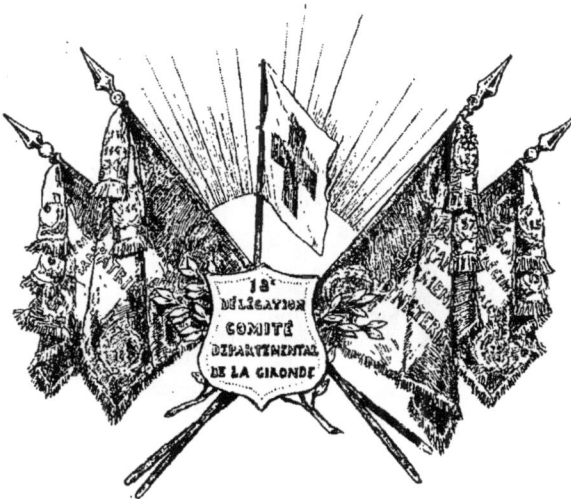

BORDEAUX
FERET & FILS
ÉDITEURS
15, cours de l'Intendance

PARIS
SOCIÉTÉ FRANÇAISE
de Secours aux Blessés militaires
rue Matignon, 19

1892

Société Française

de

SECOURS AUX BLESSÉS MILITAIRES

des Armées de terre et de mer

18me. Délégation

Comité départemental de la Gironde

Assemblée générale du 10 Mai 1892

Présidence de M. le vicomte de Pelleport-Burète,

Délégué régional, Président du Comité départemental.

Prenant la parole, M. le vicomte de Pelleport-Burète annonce à l'Assemblée générale que le *Guide pratique de l'Ambulancière* que M. le Dr Bouchard, professeur à la Faculté de Médecine de Bordeaux, préparait depuis quelque temps en collaboration avec son neveu, M. le Dr Sudre, médecin aide-major du 6me de hussards, est sous presse.

M. le Président ajoute que, grâce au désintéressement de MM. Rainal frères, Doin, Masson, Steinheil et Hachette qui ont bien voulu prêter au Comité départemental les bois qui leur avaient déjà servi à éditer, à différentes

époques, divers manuels sanitaires, au crayon distingué
de M. de Fonrémis et au concours dévoué de MM. Feret
et fils, éditeurs bordelais, il a été possible de réaliser,
dans des conditions exceptionnelles, l'œuvre entreprise.

Sur quoi :

L'Assemblée générale, en adressant à M. le Docteur
Bouchard le haut témoignage de la profonde reconnais-
sance de la Croix Rouge française, prie l'éminent
professeur de vouloir bien transmettre à son dévoué
neveu et collaborateur, M. le Dr Sudre, le souvenir de
sa vive gratitude.

Avant que de se séparer, l'Assemblée générale
charge son Président de remercier MM. Rainal
frères, Doin, Masson, Steinheil, Hachette, de
Fonrémis et Feret et fils du précieux concours
qu'ils ont prêté en cette circonstance au Comité
départemental.

PRÉFACE

Le petit volume que, sur la demande du
Comité départemental pour la Gironde de la
Société française de Secours aux Blessés militaires, nous offrons aux futures Dames ambulancières, n'a aucune prétention scientifique.
Nous n'avons eu en vue que de leur dire ce que
le cas échéant elles pourront être appelées à
faire, de leur mettre entre les mains un guide
pratique sans entrer, comme on l'a fait trop
souvent, dans des détails théoriques, dans des
explications pathologiques, opératoires ou ana-
tomiques, auxquelles leur éducation préliminaire
ne les a pas préparées. Nous avons insisté sur ce
que pendant leur passage dans les salles des
ambulances elles devront faire pour le plus grand
bien des blessés et des malades. Nous avons évité

de nous perdre dans des explications qui ne sont que du domaine du chirurgien ou du médecin. Jamais en effet les Dames ambulancières ne devront perdre de vue qu'elles sont les *aides* des praticiens traitants et que si, dans quelques cas que nous indiquerons, lorsque la vie d'un blessé est en danger immédiat, elles peuvent et doivent prendre une initiative momentanée, jamais elles ne doivent aller au delà de leur rôle déjà si important.

Dans ces conditions, nous croyons avoir fait une œuvre utile et nous soumettons en toute confiance notre petit volume à l'appréciation de tous ceux qui s'intéressent au sort futur des blessés et des malades des armées de terre et de mer.

C'est M. le Dr Sudre qui s'est chargé de la rédaction de cet opuscule ; je me suis borné à en revoir le texte, à le compléter ou à le modifier dans quelques très rares passages ; c'est avec un sentiment que l'on comprendra que je rends cette équitable justice à un collaborateur qui est à la fois mon neveu et mon élève.

Prof^r A. BOUCHARD.

GUIDE PRATIQUE

DE

L'AMBULANCIÈRE

En temps de guerre, alors que tous les hommes
valides sont à l'armée, l'ambulancière est un indispensable et précieux auxiliaire du médecin et du
chirurgien. Si son rôle est nul sur le champ de
bataille, où jamais elle ne saurait être appelée,
il devient extrêmement important pour les soins
à donner aux blessés et aux malades transportés
en arrière de la zone d'opérations, sur des points
où tous les soins nécessités par la gravité de
leur état pourront leur être prodigués. Au fur et
à mesure que par suite des opérations militaires,
les déchets de l'armée augmenteront, le nombre
des malades et des blessés transportés au loin
par les évacuations successives de la zone de

l'avant (1) sur celle de l'arrière deviendra de plus
en plus considérable et la tâche des ambulancières de plus en plus importante. Il sera grand
le nombre de vies humaines qu'elles pourront
sauver, il sera grand encore le nombre des défen-
seurs qui, grâce à leur dévouement, pourront au
bout de quelque temps reprendre part à la
lutte.

Toutes les femmes de France, nous le savons,
sont prêtes à payer largement leur tribut de
dévouement; mais pour qu'un dévouement reste
utile, il faut avant tout qu'il soit raisonné et
éclairé; or, il ne saurait l'être, sans une étude
préliminaire qui permettra d'éviter les tâtonnements, et de faire un juste emploi des forces et des
aptitudes de chacun. C'est là le but que nous
nous sommes proposé. Nous avons donc cherché
à rester dans la description du rôle et des devoirs
des ambulancières, sans nous perdre dans des
discussions théoriques toujours très ardues, et
difficiles à comprendre sans longues études préli-
minaires.

Rien de ce qui entoure le malade ne doit être
indifférent; nous allons donc passer en revue
dans notre premier chapitre les meilleures condi-

(1) La zone de l'avant est la région dans laquelle s'exécutent les
mouvements des armées en contact, la zone de l'arrière celle où les
combattants ne sont plus directement engagés les uns vis-à-vis des
autres.

tions à réaliser pour se rapprocher, dans la mesure du possible, d'une installation parfaite.

Il va sans dire que nous nous placerons toujours au point de vue exclusif des blessés ou des malades, évacués du champ de bataille ou de la zone des opérations militaires; conditions pour lesquelles a été créée la Société de Secours aux blessés, sans nous occuper de ce qui a trait aux soins à donner soit sur le champ de bataille lui-même, soit dans les ambulances de première ligne. Ce rôle appartient aux médecins des armées et n'est plus du domaine des Dames ambulancières pour lesquelles nous écrivons.

Nous avons divisé notre travail en cinq chapitres principaux :

I. — Soins généraux.

II. — Soins aux blessés.

III. — Soins aux fiévreux.

IV. — Pratique journalière. (Sous ce titre nous avons groupé toutes les questions de pratique usuelle avec lesquelles il est bon que les Dames ambulancières soient familiarisées.)

V. — Désinfection des locaux, literie, etc.

GUIDE PRATIQUE

DE

L'AMBULANCIÈRE

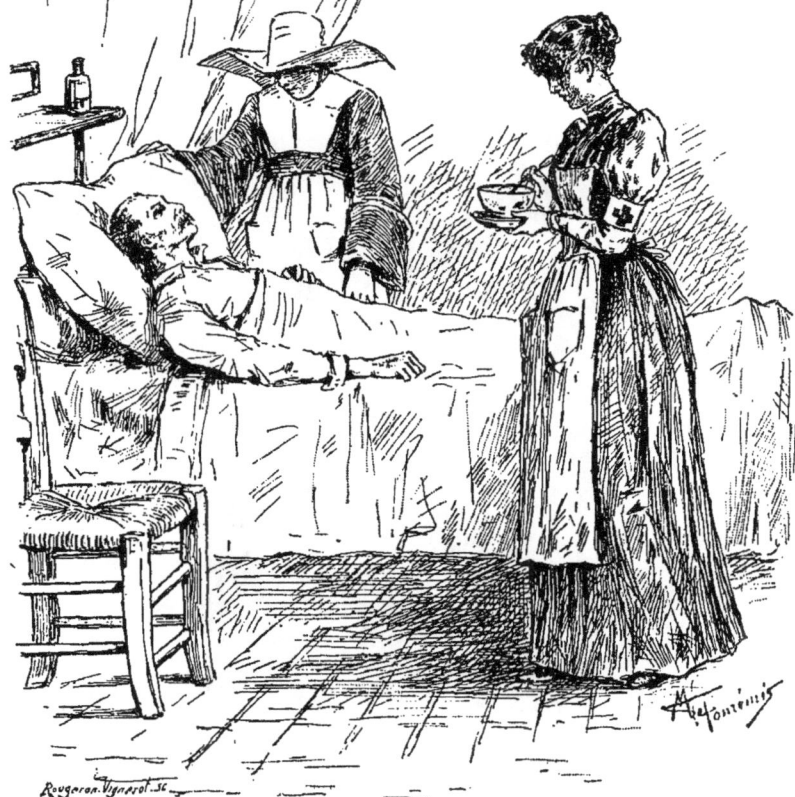

CHAPITRE PREMIER

SOINS GÉNÉRAUX

1° Habitation.

Rarement il arrivera que l'on rencontre une habitation réalisant des conditions idéales pour y placer des malades ou des blessés; ceux-ci seront répartis soit dans des hôpitaux dont tous les lits ne tarderont pas à être occupés, soit dans les établissements publics (collèges, couvents, etc.), soit dans des chambres de maisons particulières, soit enfin dans des baraques, des tentes, des bateaux ou même des wagons aménagés.

Il existe cependant certaines règles générales applicables à tous les cas, règles qui ne sauraient être négligées.

Ce qu'il faudra éviter avant tout, c'est la viciation de l'air. Tout le monde sait, en effet, que l'air est indispensable à l'entretien de la vie, et que nous en absorbons continuellement par la *respiration*.

L'air atmosphérique est composé à peu près de 21 parties d'oxygène et de 79 d'azote, plus quelques millièmes d'acide carbonique et de vapeur d'eau. C'est l'*oxygène* qui est le gaz respirable, vital, pour ainsi dire.

On peut évaluer en moyenne de 450 à 500 litres par heure, soit 10 à 12 mètres cubes par vingt-quatre heures, le volume d'air inspiré par un adulte. L'air inspiré doit toujours offrir, pour être respirable, la composition indiquée ci-dessus. L'air déjà respiré est devenu impropre aux besoins de l'organisme, et s'il n'est pas renouvelé, il devient rapidement irrespirable.

Dans l'air qui a servi à la respiration, la proportion d'oxygène a diminué; un adulte en consomme environ 25 litres par heure; la quantité d'acide carbonique a au contraire augmenté, l'expiration dégageant environ 20 litres de ce gaz par heure. La proportion d'azote ne varie pas sensiblement. L'air expiré est, en outre, chargé d'une quantité notable de vapeur d'eau qui peut varier, suivant les circonstances, entre 20 et 40 grammes d'eau par heure.

On y retrouve, de plus, des produits organiques provenant de la muqueuse pulmonaire, de la transpiration cutanée et de la desquamation des couches superficielles de la peau, des gaz toxiques :

hydrogène carboné et sulfuré, etc., et des produits organiques particuliers, poisons très violents : *ptomaïnes*. C'est à la présence de ces produits d'exhalation que doit être attribuée l'odeur spéciale que l'on perçoit dans les locaux où sont réunies un certain nombre de personnes; moins l'air est renouvelé, plus l'air est vicié, et plus cette odeur est accusée.

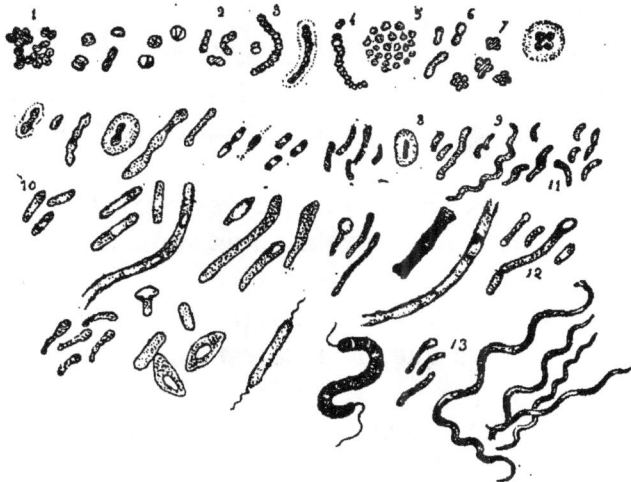

Fig. 1. — Formes de bactéries, grossies 1,000 fois
(Cornil et Babès).

1 Staphylococcus; 2 Streptococcus (gangrène); 3 Érysipèle; 4 Septicémie; 5 Microbes en groupes ou zooglées; 6-7 Microbes trouvés dans l'eau; 8 Bactérie trouvée dans l'air; 9-11 Bacille virgule (choléra); 10 Bacille de l'eau; 12 Bacille de la fièvre typhoïde; 13 Bacille de la tuberculose.

Dans les salles où séjournent des malades il faut encore ajouter d'autres causes plus spéciales de viciation de l'atmosphère; l'exhalation pulmonaire et cutanée chez les individus atteints d'affections fébriles, la fétidité persistante et l'abondance des excrétions et des déjections, les germes (Fig. 1) provenant des plaies en suppuration, des crachats desséchés et devenus pulvérulents (aussi faut-il prescrire aux malades de ne jamais cracher à terre), ainsi que ceux des malades atteints d'affections contagieuses, telles que variole, diphtérie, érysipèle, fièvre typhoïde, etc.

La combustion, l'éclairage, les matières pulvérulentes échappées de la literie, etc., contribuent encore à vicier l'atmosphère des locaux habités.

La disproportion entre l'étendue d'une habitation et le nombre des individus sains ou malades qui y vivent produit l'*encombrement*. Dans ces conditions, les individus se nuisent à eux-mêmes, et l'on peut dire que l'homme est un poison pour l'homme.

Si un grand nombre de personnes sont confinées dans un local trop restreint, pendant un temps suffisamment long, il peut se produire un empoisonnement débutant par du malaise général, des maux de tête, des vertiges, des nausées, des syncopes; ces accidents s'aggravent ensuite et se compliquent de sueurs abondantes, de soif ardente, de suffocations, de délire, une terminaison fatale peut même s'ensuivre : c'est l'asphyxie *aiguë.*

Mais l'asphyxie *lente* s'observe plus fréquemment, quand il s'agit d'habitations trop exiguës (certains ateliers, écoles, etc.). La note dominante est l'appauvrissement du sang, déterminant l'anémie, la chlorose, la scrofule, etc. La respiration d'un air confiné favorise en outre la propagation des germes infectieux, notamment de ceux de la tuberculose et de la fièvre typhoïde.

Il est donc de la plus haute importance pour l'homme sain, et à plus forte raison pour le malade, de respirer un air pur.

2° Ventilation.

Dans la pratique, il est impossible de loger les malades dans des locaux assez vastes pour contenir l'air pur nécessaire à la respiration pendant vingt-quatre heures. On doit donc songer à atténuer les causes de viciation de l'air en le renouvelant constamment.

La *ventilation* est destinée à remplacer l'air vicié par de l'air pur.

La ventilation s'exerce par l'ouverture *réglée* des portes et des fenêtres, par les cheminées, les prises d'air en ventouses et, dans certains cas, par des appareils spéciaux (ventilateurs).

Elle se produit sous l'influence des courants d'air qui se forment par la différence de température entre l'air intérieur des habitations et l'air extérieur.

Les fenêtres seront donc largement ouvertes tous les jours, et plus ou moins longtemps suivant la rigueur de la température; l'ambulancière veillera avec soin à ce que l'entrée de l'air pur se fasse doucement. Il sera bon d'abriter les malades atteints d'affections graves avec des paravents, afin de ne pas les exposer directement au courant d'air.

Des ventouses disposées aux parties supérieures des chambres, ou des vasistas placés sur les fenêtres contribuent singulièrement au renouvellement continu de l'air.

Un procédé très simple de ventilation permanente et insensible consiste à remplacer les vitres dans le haut des fenêtres par un morceau de grillage en toile métallique ou de toile à voile; cette dernière a l'inconvénient de ne plus laisser passer l'air quand elle est mouillée.

On fabrique aujourd'hui des vitres percées d'une quantité de petits trous coniques. Ce système est très avantageux, il évite l'obstruction par les poussières, qui est l'inconvénient des deux précédents.

On peut encore utiliser le système préconisé par M. le médecin-major Castaing, qui consiste à monter sur le même châssis deux vitres parallèles, distantes l'une de l'autre de 8 à 10 millimètres environ, avec cette particularité que la vitre extérieure est coupée trop courte de façon à ménager un espace de 4 centimètres environ entre son bord inférieur et la partie inférieure de la feuillure ; la vitre intérieure est, au contraire, coupée dans sa partie supérieure d'une hauteur de 4 centimètres également. Ce dispositif donne, d'après son auteur, une [aération sans courant d'air.

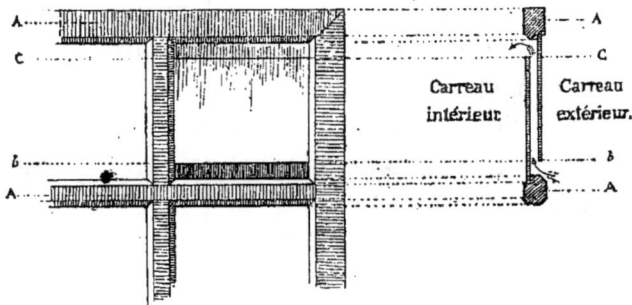

FIG. 2. — Cadre d'une fenêtre munie du dispositif, vu du dehors.

A-A, Cadre de la fenêtre. — B, Bord inférieur de la vitre extérieure. — C, Bord supérieur de la vitre intérieure.

On peut encore ventiler avantageusement les petites pièces en donnant accès à l'air pur dans une chambre contiguë et communiquant avec celle des malades.

Une très bonne ventilation est celle qu'on obtient

par les cheminées. On sait que l'air chaud est moins dense et partant plus léger que l'air froid; l'air d'une salle échauffé par le feu de la cheminée a une tendance à s'échapper par le tuyau; si l'air frais pénètre par une fenêtre ouverte, ou une porte ou un vasistas, il viendra remplacer dans la chambre l'air vicié.

Les cheminées contribuent ainsi en même temps à la ventilation et au chauffage. Dans certains hôpitaux, même si les salles sont chauffées en hiver par des calorifères ou des poêles, on entretient cependant du feu dans une cheminée pour assurer le renouvellement de l'air.

On appréciera que la ventilation est suffisante lorsque l'on ne percevra pas, en pénétrant dans la salle, l'odeur fade et chaude caractéristique de l'air confiné et vicié.

3° Chauffage.

En principe, les appareils de chauffage doivent donner une chaleur réglée à volonté, de façon à maintenir une température constante. Autant que possible, les produits gazeux de la combustion doivent être entièrement entraînés à l'extérieur; de plus, le chauffage ne doit pas dessécher l'air des salles.

Le chauffage le plus hygiénique, sinon le plus économique, est donc celui par les cheminées, qui renouvellent constamment l'air, mais qui par contre laissent perdre beaucoup de la chaleur produite.

Les poêles sont presque nécessaires dans les grandes salles; ils devront toujours être maintenus à plein tirage, et, à cet effet, il faut veiller à ce que la clef du tuyau ne soit jamais fermée, même en partie. Les poêles en terre sont de beaucoup préférables à ceux en fonte; ces derniers s'échauffent rapidement et se refroidissent de même.

On évite le desséchement de l'air en plaçant sur le poêle un vase large et plat, rempli d'eau, qui, en s'évaporant à mesure qu'elle s'échauffe, corrige ce desséchement.

Les systèmes de poêles dits économiques à tirage restreint et à combustion lente sont à rejeter complètement de tout local où couchent des malades; ils ne permettent pas un renouvellement d'air suffisant et, quels que soient les perfectionnements apportés à leur construction, ils dégagent souvent de l'oxyde de carbone, gaz non seulement irrespirable mais éminemment toxique et d'autant plus dangereux qu'il est inodore et que son action est insidieuse.

De trop fréquents exemples d'asphyxie expliquent suffisamment notre sévérité à leur égard.

La température des salles, à moins d'ordres

contraires du médecin, doit être tenue constamment entre 16 et 18° centigrades, en été au moyen de la ventilation, et en hiver au moyen du chauffage combiné à la ventilation. Le feu sera entretenu régulièrement et naturellement sans bruit.

On diminue les inconvénients de l'agglomération en ne laissant pas séjourner dans les salles les malades en état de se lever pendant la journée.

4° Propreté des salles.

Aucun détail n'est futile; on nous permettra donc de dire quelques mots du *balayage*, d'autant qu'il est rarement fait d'une façon rationnelle, et consiste le plus souvent en un déplacement des poussières qui, après avoir voltigé dans l'atmosphère, retombent tranquillement jusqu'à ce que l'*époussetage* qui s'ensuit vienne les déranger de nouveau et les transporter un peu plus loin.

Le moment le plus favorable pour cette opération est celui qui précède la visite des médecins, et le meilleur procédé consiste à passer sur les planches et sur les murs (si ceux-ci sont peints à l'huile, ce qui est toujours désirable) un chiffon ou une éponge simplement humectés; l'opération sera faite, de temps à autre, avec une solution de sublimé au titre de 1 pour 1000. Si c'est possible, on rendra les parquets imperméables en les enduisant d'huile de lin chaude, ou mieux de la préparation suivante à froid : coaltar 1 partie, essence de térébenthine 5 parties; cela facilite leur lavage qui ne doit jamais être fait à grande eau afin de ne pas les pénétrer d'humidité. Les meubles garnissant les salles doivent de même être *essuyés* et non *époussetés* afin de ne pas faire voltiger les poussières.

5° **Ameublement.**

Il doit être réduit au strict minimum. Il ne faut pas tolérer dans les salles de malades des objets trop difficiles à nettoyer; ils serviraient de réceptacle aux germes et aux poussières. Sans cependant pousser ce système à l'extrême, on laissera sous les regards des malades des objets récréatifs, tableaux et plantes vertes par exemple, mais pas trop de fleurs odoriférantes, celles-ci devant en tout cas disparaître pendant la nuit.

La salle contiendra de plus, outre une table de nuit par lit, une grande table recouverte d'une toile, destinée à recevoir les divers objets de pansement, quelques chaises et fauteuils pour les convalescents. Les tentures des fenêtres et des lits seront enlevées ainsi que les tapis cloués qui seront avantageusement remplacés par du linoléum ou de la toile cirée.

L'aération devra être largement renouvelée après les repas.

6° Propreté du malade.

Il va sans dire que la propreté du malade est non moins importante que celle de la salle ; le linge du corps et du lit devra être renouvelé aussi souvent qu'il sera nécessaire, et pour les blessés notamment on veillera à ce que les pièces de pansement ne soient pas souillées par les aliments.

Les déjections de toute nature devront être rapidement enlevées et les vases qui les contiennent seront *immédiatement* vidés et nettoyés à l'eau bouillante. En cas d'affections contagieuses, ils seront désinfectés à l'aide d'un antiseptique (bichlorure de mercure, chlorure de zinc, de chaux, sulfate de fer, crésyl, etc.), dont la solution et le titre seront indiqués par le médecin. Ce dernier peut avoir intérêt à constater le caractère des déjections ; dans ce cas, il prescrira de les conserver d'une visite à l'autre, ce qui sera fait hors de la salle.

7° **Propreté corporelle.**

Les soins de propreté de la peau sont essentiels, ils sont un des corollaires de la santé; les glandes sudoripares, en effet, ne doivent jamais rester obstruées; leur fonction a une grande importance car elles contribuent pour une large part à l'élimination des produits toxiques dus à l'usure des tissus de l'organisme. Cette élimination par la peau est en effet le quart de celle des reins, dont les glandes sudoripares sont les analogues. C'est une erreur, du reste, de croire qu'un lavage peut être nuisible au malade. Même dans les cas les plus graves, c'est pour lui un soulagement s'il est fait d'une manière intelligente et douce. On emploiera l'eau tiède, et une légère friction au savon enlèvera l'enduit composé de poussières mêlées aux déchets de l'épiderme et aux matières grasses sécrétées par d'autres glandes de la peau dites glandes sébacées.

8° **Soins de la bouche.**

Chez l'homme sain, et à plus forte raison chez le malade, la bouche est le réceptacle d'une quantité de microorganismes qui peuvent, dans

certaines conditions, devenir virulentes, et qui
chez l'individu, affaibli surtout, ne tardent pas
à coloniser, si rien ne vient les chasser et les
détruire; ils trouvent là, en effet, les conditions
les plus favorables à leur existence, la chaleur et
l'humidité.

Des lotions seront
donc, régulièrement,
faites dans la bouche
des malades; on leur
lavera les dents, et
on leur fera se rincer
la bouche. S'ils en
sont capables, on les
fera asseoir sur le lit,
la tête inclinée sur
une cuvette.

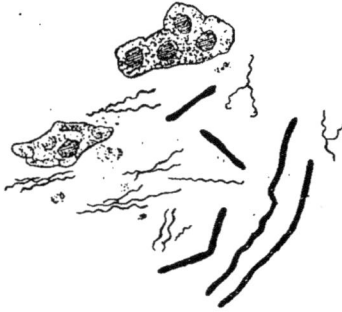

Fig. 3. — Cellules épithéliales et
bactéries de la bouche (grossies
450 fois) (Cornil et Babès).

On pourra aroma-
tiser l'eau et y ajou-
ter un antiseptique, tel que alcool de men-
the étendu, thymol (1/1000), borate de soude
(30/1000), etc.

Le bienfait de ces lotions n'est pas seulement
momentané, il donne de la fraîcheur à la bouche
du malade et réveille souvent chez lui le désir
des aliments; mais, résultat non moins important,
il empêche les microorganismes d'altérer l'émail
des dents et de produire la carie qui survient
souvent, pour cette raison, dans la convalescence
des maladies fébriles prolongées.

9° Alimentation des malades.

La distribution des aliments aura lieu à des heures fixes, sauf les indications contraires prescrites par le médecin. La nourriture ne sera apportée dans les salles qu'au moment des repas, afin qu'elle arrive chaude. L'appétit des malades étant souvent émoussé, les plats devront toujours être présentés sous un aspect appétissant. Ajoutons que le repas devra être *rigoureusement conforme* à la prescription médicale, sauf incident survenu depuis la visite (augmentation de la fièvre, hémorragie, etc...).

Si le malade, et cela arrive souvent, est tellement affaibli qu'il ne puisse se soulever pour manger, on se placera à sa droite et on lui relèvera doucement la tête sur le bras gauche replié, pendant que la main droite portera à sa bouche une cuiller ou

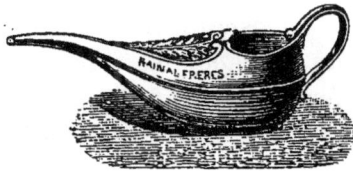

Fig. 4. — Biberon pour faire boire les malades couchés.

un biberon analogue à celui représenté figure 4, dans la direction convenable. On prendra des précautions pour le remplir à nouveau sans avoir à remettre la tête du malade sur le lit.

Si les dents sont serrées, on exercera avec le bec de la cuillère une friction douce ; habituellement cette sensation suffira pour faire décontracter la mâchoire.

Si dans le cours de la maladie l'appétit a souvent besoin d'être stimulé, il n'en est pas toujours de même dans la convalescence au moins de certaines affections. On devra donc exercer à ce moment une surveillance constante des convalescents et empêcher les imprudences qui pourraient avoir les plus graves conséquences (rechute dans la fièvre typhoïde, indigestion, perforation intestinale, etc.).

10° Attitude des gardes-malades.

Celles-ci devront s'attacher à prévenir les désirs du malade, mais sans zèle intempestif qui ne ferait que le fatiguer. Les mouvements doivent être réguliers et les allées et venues exemptes d'agitation et de bruit.

Les prescriptions médicales seront exécutées au moment qui fatiguera le moins le malade et on ne le réveillera pour lui administrer un médicament que sur l'ordre formel du médecin.

On veillera à ce que les visites que le patient peut recevoir ne lui imposent nulle fatigue nuisible à son état et qu'aucune conversation ni réflexion maladroites ne viennent lui donner de l'inquiétude. Le traitement moral est très important, mais les soins moraux ne se décrivent pas, et nous nous confions au tact que toute personne dévouée trouve naturellement en elle-même. Les soins continueront pendant la convalescence ; on s'appliquera à ménager les forces du malade et à prévoir la limite de fatigue qu'il peut supporter.

11° Literie.

Le lit à adopter de préférence, quand on en a le choix, est le lit en fer, ni trop haut, ni trop bas, ni trop large, muni d'un sommier métallique et de matelas de crin ou de laine.

En cas de nécessité, on sera amené sans doute à se servir de bois de lit, de paillasses, de matelas de varech, etc., mais on tiendra toujours la main à ce qu'ils soient dans le plus grand état de propreté. On repoussera sévèrement les lits de plume, ce sont des réceptacles à germes et à poussières.

La surface du lit sera unie, les traversins et les oreillers seront autant que possible garnis de crin de préférence à la plume qui se laisse trop déprimer.

La tête sera surélevée (affections du cœur, des poumons, etc.) ou surbaissée (fractures, etc.), suivant la nature de la maladie. Le médecin ou chirurgien ne manquera pas de donner à ce sujet les indications nécessaires. Il faudra dans toute lésion articulaire ou osseuse nécessitant l'immobilisation, placer une planche sous le matelas afin d'obtenir un plan horizontal et résistant. Nous y reviendrons du reste en parlant des fractures.

Le lit devra être autant que possible situé la tête au mur de façon à pouvoir être abordé de trois côtés à la fois (l'air circulera d'ailleurs plus facilement tout à l'entour). On laissera, s'il y a plusieurs lits, un espace de 1m,20 au moins entre chacun d'eux.

On aura soin de bien tendre le drap de dessous, car les plis pourraient déterminer, au bout de peu de temps, des excoriations (eschares).

Le changement du drap de dessous sans sortir le malade du lit, est une opération délicate, et, pour ne pas le faire souffrir, il faut y mettre le soin et le temps nécessaires.

Les garçons de salle seront chargés de cette opération. Il faut être à trois. On commence par rouler lâchement le drap propre, ne laissant déroulée que la longueur suffisante pour couvrir le traversin; cela fait, on détache le drap sale en commençant par la tête du lit et on l'enroule sous le malade jusqu'à ce que le traversin soit découvert; on prend alors le drap propre, on en couvre le traversin, on roule le drap sous le malade jusqu'à ce que le drap propre et le drap sale soient sous les épaules. Puis on déroule le drap propre en même temps qu'on enroule le drap sale. Si le malade est incapable de se soulever, les aides le soutiendront en passant les mains sous lui. Pour un amputé, un aide soutient spécialement le moignon.

Ce changement pourra être fait moins souvent, si on prend l'habitude de *garnir* les lits, surtout chez les blessés.

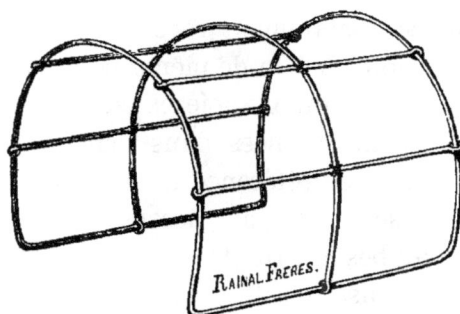

Fig. 5. — Cerceau.

On *garnit* le lit en plaçant sur le drap de dessous une toile cirée haute d'un mètre environ recouverte d'une *alèze* composée de vieux draps cousus ensemble et pliés en plusieurs doubles de même hauteur et de la largeur du lit : en soulevant légèrement le malade, il devient facile de faire glisser cette garniture et de la remplacer. Par

quelques points de couture, on fixe un des bords
de l'alèze sale à la propre et en tirant la première,
la seconde est amenée sans effort sous le malade.
En cas d'amputation, les moignons sont placés
sur un coussin de balle d'avoine, matière peu
coûteuse et facile à remplacer. On le recouvre au
besoin d'une toile cirée et d'une petite alèze,
surtout si l'on craint une hémorragie ou de la
suppuration ; un cerceau de fil de fer ou de bois
empêchera la pression du drap et des couvertures
sur la partie blessée (Fig. 5).

Il va sans dire que si la plus minutieuse
propreté est instamment recommandée pour le
malade, il doit en être de même pour tout ce qui
l'entoure. Les ambulancières seront toujours
rigoureusement soignées dans leur tenue ; elles
seront vêtues de préférence d'une grande blouse
de toile assez fine, par dessus laquelle elles
pourront, au besoin, ajouter un tablier également
de toile. Nous insisterons, du reste, particulièrement sur ce sujet, en traitant du service des
blessés.

12° Soins aux entrants.

Les blessés transportés par les convois d'éva-
cuation sont munis d'un premier pansement qui,
suivant les nécessités et les possibilités, aura dû

être renouvelé pendant la route même, dans une infirmerie de gare par exemple. Ils seront néanmoins très éprouvés par les fatigues d'un voyage plus ou moins allongé par des temps d'arrêt inévitables en raison de l'encombrement des voies en temps de guerre; les malades provenant du théâtre des opérations seront dans une situation analogue et auront besoin de soins immédiats et surtout de repos.

Ils arriveront la plupart du temps dans les ambulances, tout habillés, sur des civières, sur des brancards improvisés ou réglementaires.

La première opération sera donc de les déshabiller; on se souviendra que la plupart du temps l'homme ne pourra remuer que lentement : on l'abordera donc avec une grande douceur, mais sans pourtant perdre de temps en hésitations. Le blessé étant assis sur une chaise ou restant couché sur le brancard sur lequel on l'a apporté, on commence par enlever la capote ou la veste, puis la chemise que l'on remplace par une propre; on enlève ensuite la chaussure et le pantalon. Ces vêtements ne séjourneront pas dans la salle. On se rappellera que des mouvements intempestifs imprimés à la partie atteinte peuvent réveiller de violentes douleurs, et augmenter la gravité de la blessure en provoquant des complications (hémorragies, déplacement des fragments dans une fracture, etc.). Si c'est le membre supérieur qui est atteint, on enlève d'abord l'habit par la manche du côté sain, on retire ensuite doucement celle du côté lésé ; si cette manœuvre provoque de la douleur, on découd où l'on coupe.

Pour le membre inférieur, on découd le pantalon et le caleçon par la couture interne ; pour les chaussures, on ne craindra pas de couper pour peu qu'il y ait du gonflement et de la douleur, et que la moindre traction paraisse devoir être nuisible. Un aide maintiendra solidement les membres pendant cette opération, afin d'éviter des oscillations au foyer de la blessure ou de la fracture.

Les arrivants auront presque toujours soif ; on devra leur donner à boire sauf dans les cas de plaies du cou, de la poitrine ou du ventre : on attendra alors la prescription du chirurgien.

Il faudra ensuite coucher le malade dans le lit et, pour cette opération, deux aides vigoureux au moins sont nécessaires. Le premier se placera près de la tête du malade et lui passera une main sous la nuque et l'autre sous le dos. Si le malade peut s'aider, il entourera de ses deux mains le cou de cet infirmier. Le second aide passera une main sous les reins et l'autre sous les genoux, il se mettra du côté du membre atteint. Si le blessé peut s'aider, un seul aide sera suffisant : il mettra un bras sous le tronc, un autre sous le jarret, et

le patient lui passera les bras autour du cou.
En cas de fracture, l'ambulancière devra en
outre, de ses deux mains, maintenir le membre
pour éviter tout mouvement douloureux en lui
faisant suivre les oscillations du corps.

La même manœuvre peut s'appliquer lorsqu'il
s'agit de changer un malade de lit.

On peut encore transborder un malade d'un
lit dans un autre sans secousse, mais seulement
lorsqu'il n'y a pas lieu de changer les draps, en
faisant prendre les quatre angles du drap par
quatre aides qui le soulèvent et le reposent sur
le second lit.

Après ces premiers soins on s'occupera d'examiner le malade ou le blessé sans négliger de le
réchauffer, s'il y a lieu, par les moyens appropriés (boules d'eau chaude, etc.).

S'agit-il d'un fiévreux, on notera la température (Voir le chapitre Thermométrie) et, si son
état le permet, on se livrera à un interrogatoire
sommaire dont on soumettra le résultat au
médecin dès son arrivée.

Si c'est un blessé, la température sera prise
également. On vérifiera l'état du pansement qu'on
pourra rectifier, relâcher ou resserrer et nettoyer
extérieurement s'il y a lieu. On se gardera cependant de le lever hors de la présence du chirurgien.

Lorsque l'état de fatigue des arrivants le permettra, on leur donnera de suite les premiers soins

de propreté (bains, lavages à l'eau chaude, etc.);
s'ils ont un besoin impérieux de repos, on attendra.
Pendant les manœuvres du transport, certains
accidents pourraient se produire : syncopes,
hémorragies, etc. Nous verrons, par la suite,
comment on devra y parer.

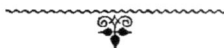

CHAPITRE II

───

SERVICE DES BLESSÉS

─────────

Depuis environ vingt ans, les méthodes de pansement se sont totalement renouvelées : d'empiriques qu'elles étaient, elles sont devenues rationnelles, en prenant pour base les célèbres découvertes de Pasteur sur les germes animés.

On sait aujourd'hui que les phénomènes de la putréfaction et de la fermentation sont dus à l'action de corpuscules animés infiniment petits, visibles seulement au microscope, se mesurant par millièmes de millimètre, placés à l'extrême limite du règne animal et du règne végétal, ayant la forme de bâtonnets, de virgules, de spirales, de globules, et portant, suivant leur forme, le nom de bacilles, vibrions, microcoques. C'est grâce à ces découvertes que cette révolution a pu s'opérer, et que s'est constituée la méthode moderne du traitement des plaies dite antiseptique (*anti*, contre et *sepsis*, putréfaction) et *aseptique* (*a* privatif).

Ces microbes ou bactéries se trouvent disséminés partout autour de nous dans l'atmosphère, dans l'eau, à la surface et même à une certaine profondeur du sol (Fig. 1).

Ils sont particulièrement nombreux dans les poussières des appartements, des hôpitaux ; ils se trouvent sur l'homme lui-même en grande quantité, non seulement sur son corps, mais dans ses cavités naturelles et surtout dans le tube digestif.

Pour donner une idée des quantités de bactéries qui nous environnent, nous dirons seulement que l'eau de Seine puisée à Bercy contient 4,800,000 microbes par litre. Parmi ces infiniment petits, les uns sont indifférents à l'organisme, les autres nuisibles engendrent diverses maladies ; ils sont pour cela dénommés microbes *pathogènes*.

Ils se multiplient avec une rapidité effrayante, puisque pour certaines espèces, d'un seul individu, il peut en naître 16 millions en vingt-quatre heures. Heureusement qu'il leur faut, pour se développer, des conditions spéciales qui ne sont pas toujours réunies et dont les principales sont la chaleur et l'humidité.

Certaines espèces ont besoin en outre du contact de l'air (aérobies) ; d'autres ne se développent qu'en son absence (anaérobies). Ils subissent des transformations variables suivant leur espèce et le moment de leur existence. La plus importante se traduit par la production de corpuscules nommés *spores*, forme sous laquelle ils sont extrêmement résistants, et peuvent persister même des années, jusqu'à ce qu'ils trouvent de nouveau une série de circonstances favorables à une nouvelle transformation en bactéries.

C'est surtout sous cette forme qu'ils se trouvent en suspension dans l'air et dans l'eau; ils peuvent être, par ces deux véhicules, transportés à de grandes distances.

Plusieurs d'entre eux sont connus aujourd'hui comme étant les agents des maladies infectieuses et transmissibles (rougeole, variole, scarlatine, fièvre typhoïde, dysenterie, diphtérie, phlegmon, érysipèle, pneumonie, tuberculose, septicémie, etc., etc.). Ils n'agissent pas tant sur l'organisme par leur présence que par les phénomènes chimiques auxquels ils donnent lieu (1). Les conditions de leur entretien vital et de leur reproduction sont le principe de la fermentation et de la putréfaction (Pasteur).

Toutes les causes qui amènent un état d'affaiblissement général de l'organisme, surmenage, maladie, blessure, créent chez l'individu un terrain favorable à l'évolution microbienne.

---

(1) Les produits chimiques déterminés par l'activité nutritive des bactéries portent le nom de *ptomaïnes, toxines, leucomaïnes*.

La température la plus favorable au développement des bacilles est variable suivant les espèces ; la plus propice est vers 30 degrés. Entre 65 et 100 degrés, les bactéries sont détruites, mais leurs spores peuvent résister à des températures sèches plus élevées, car elles ne meurent qu'entre 120 et 150 degrés. La chaleur humide les détruit déjà vers 115 degrés. L'ébullition est donc en général un procédé de désinfection insuffisant.

Pour un certain nombre, la sécheresse est nuisible ainsi que la lumière solaire ; cependant, ces deux actions doivent être très prolongées pour être efficaces (bacille de la diphtérie).

Les anciens chirurgiens n'ignoraient pas les effets de l'air sur les plaies, et c'est à lui qu'ils attribuaient, non la suppuration qu'ils croyaient nécessaire à la guérison, mais les accidents des plaies, tels que la septicémie, la pyohémie (altération du sang par les matières putrides) ; la lymphangite (inflammation des vaisseaux lymphatiques) ; les phlébites (inflammation des veines) ; le tétanos, l'érysipèle, la pourriture d'hôpital, etc.

Mais, tous ces accidents, que l'on sait être aujourd'hui dus à la pénétration des microbes dans les plaies, nos prédécesseurs n'en connaissaient pas la cause, ils ne savaient donc pas les éviter, et les salles d'hôpital étaient par moments tellement infectées que tous les opérés mouraient d'une de ces complications et que les chirurgiens n'osaient plus toucher un bistouri.

S'inspirant des doctrines de Pasteur, un professeur anglais, Lister, arriva, il y a vingt-cinq ans environ, à poser les bases de la méthode antiseptique pour le pansement des plaies.

L'antisepsie comprend tous les moyens destinés à détruire les germes qui déjà ont pu pénétrer dans l'organisme, et l'asepsie s'entend de tous les moyens capables de tuer les germes avant leur pénétration dans l'organisme.

Lister se proposa d'empêcher l'arrivée des germes sur les plaies et de les détruire si la plaie était déjà infectée; il institua dans ce but un ensemble de mesures que nous étudierons en détail.

Alph. Guérin résolut le problème d'une autre façon en tamisant l'air mis en contact avec les plaies au moyen du pansement ouaté : l'ouate sous grande épaisseur filtrant l'air, comme nous le verrons plus loin.

Toute la chirurgie moderne est donc basée sur ce principe : empêcher l'accès des microbes dans la plaie, et s'ils y ont pénétré, les détruire à l'aide de substances germicides dites antiseptiques.

On s'aperçut en même temps que la suppuration, étant produite par l'irritation que causait la présence des microbes, n'était pas un phénomène nécessaire pour la réparation des plaies, mais bien une *complication*, et qu'il fallait l'éviter et non la favoriser, d'où une série complète de mesures destinées à assurer la réunion immédiate des bords de la plaie sans suppuration et leur guérison rapide.

Tout le monde sait, en effet, que les bords d'une coupure peuvent se souder l'un à l'autre très rapidement et sans suppuration aucune; c'est la réunion par *première intention* ou réunion *immédiate*. D'autres fois au contraire, c'est par bourgeonnement poussé du fond et par suppuration que la perte de substance se comble et que la cicatrisation se produit; c'est la réunion par *deuxième intention* ou *médiate*.

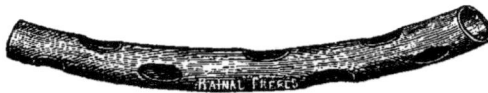

FIG. 6. — Drain en caoutchouc.

Les liquides sécrétés par la plaie étant un milieu de culture éminemment favorable aux microbes et la sécheresse leur étant nuisible, il importe donc de soutirer à toutes les plaies les liquides produits au fur et à mesure de leur formation, soit par des substances absorbantes (hydrophiles), soit par des drains et même encore, comme le fit Lister, par la combinaison des deux moyens.

Le *drainage* s'exécute avec des tubes en caoutchouc placés dans la profondeur des plaies et destinés à faciliter l'écoulement des liquides au dehors dans le pansement (Fig. 6).

Mais ce n'est pas tout, il est démontré maintenant que c'est rarement l'air atmosphérique qui porte directement l'infection dans les plaies et qu'elle peut se propager bien plus fréquemment par tout ce qui vient les toucher : mains des opérateurs et des aides, literie, instruments, matériaux et objets de pansement; tout cela doit donc être rigoureusement aseptique, c'est-à-dire privé de germes. Nous verrons de quelle manière on obtient ce résultat.

Avant d'entrer dans le détail, nous insistons sur l'importance de cette doctrine dont toute personne, en contact avec un blessé, doit être absolument convaincue; sous ce rapport, la négligence ou l'insouciance pourraient amener les plus fâcheux accidents; il faut donc bien se pénétrer de ces préceptes et pratiquer l'antisepsie avec foi, jusque dans ses plus minutieux détails.

Une leçon tirée de la statistique des dernières guerres sera plus instructive et fera comprendre combien cette méthode bien observée peut conserver de vies humaines.

Pendant la guerre de 1870-71, la mortalité a été de 84 pour 100 dans les plaies des articulations; 835 fractures compliquées donnaient 339 décès.

Les principales des grandes opérations donnaient une mortalité moyenne de 35 pour 100.

Sur 100 amputations de la cuisse, on en perdait 91.

Dans les campagnes récentes, où la méthode antiseptique a pu être appliquée (et encore ne l'a-t-elle pas été avec la perfection relative que l'on pourra obtenir lors de la prochaine guerre), la mortalité dans les plaies articulaires n'a plus été que de 13 pour 100.

Sur 403 blessés, 4 seulement ont succombé, et 73 fractures compliquées de plaies ont guéri sans exception (Frankel de Belgrade, 1885).

Au Tonkin et à Formose, la mortalité des blessés n'a plus été que de 10 pour 100. On peut donc dire que des centaines de mille blessés devront la vie à la nouvelle méthode si elle peut être appliquée par tous avec zèle et intelligence.

PANSEMENTS

Nous définirons le pansement : « *l'application* » *méthodique des moyens propres à amener la* » *guérison d'une plaie en la protégeant contre* » *l'accès ou le développement des germes infec-* » *tieux et contre les violences extérieures.* »

Avant d'entrer dans le détail des instruments et objets de toute nature nécessaires pour pratiquer le pansement antiseptique, nous croyons devoir poser les principales règles générales à observer pour maintenir l'antisepsie avant, pendant et après le pansement.

Une *plaie* est toute solution de continuité dans l'intégrité de la peau et des tissus sous-jacents produite le plus souvent par une violence extérieure instantanée.

En raison de l'élasticité propre des tissus et surtout de la peau, les bords ou lèvres de la plaie ont une tendance à s'écarter. Si l'on veut que la cicatrice ou soudure des bords soit obtenue, il faut les réunir artificiellement en les recousant par des *points de suture*. Si la plaie n'a été primitivement infectée par aucun germe, et si les sutures et le pansement ont été faits aseptiquement aucune cause d'irritation n'intervenant, l'écoulement du sang

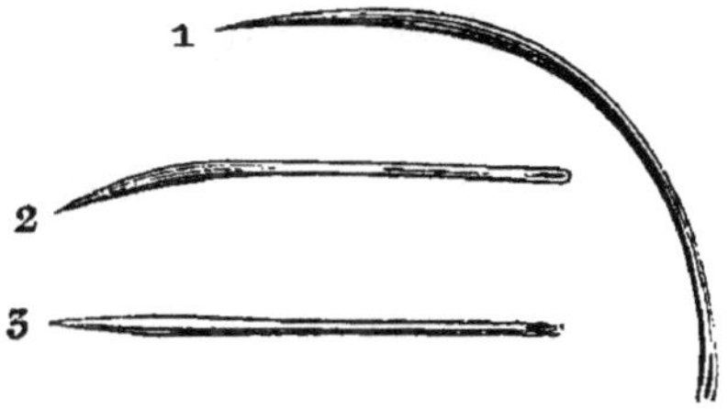

Fig. 7. — Aiguilles à suture.

arrêté, les deux bords de la plaie, légèrement gonflés, laissent suinter une petite quantité d'un liquide rosé et un peu épais. Un nouveau tissu de soudure se produira en donnant, en définitive, naissance à une cicatrice étroite et linéaire : c'est la réunion *immédiate* ou par *première intention*.

Ce phénomène heureux s'accomplira-t-il dans les plaies de guerre? Celles-ci sont causées par les balles, les éclats d'obus, les coups de sabre, de baïonnette ou de corps contondants quelconques.

Dans le cas de plaies par armes blanches, plaies assez rares du reste, on devrait, aujourd'hui que les postes de secours sont munis de pansements antiseptiques, les voir guérir par première intention pourvu que les chirurgiens aient pu sans tarder procéder au pansement. Cette dernière condition est malheureusement souvent bien difficile à remplir sur le champ de bataille.

Mais pour les plaies par armes à feu, ce résultat ne pourra guère s'obtenir, du moins en règle générale, car elles seront souillées, dès l'origine, par les débris de projectiles, de terre, de vêtements qui, on peut le dire, sont toujours septiques ou imprégnés de germes. Ajoutons-y encore les fragments d'os brisés (ou esquilles) qui joueront dans les plaies le rôle de corps étrangers. De plus, ces blessures sont *contuses*, c'est-à-dire que les tissus avoisinant directement les bords de la plaie sont froissés, leur vitalité détruite, avec attrition des vaisseaux et des nerfs; ce ne seront plus là que des parties gangrenées, mortes, qui devront se détacher des parties restées vivantes et être éliminées. Cette élimination ne pourra se faire que par une suppuration au niveau de la ligne qui sépare le mort du vif. Le résultat final de cette reconstitution des tissus par voie suppurative sera identique à ce qui se produit dans la réunion par première intention, c'est-à-dire la production d'une cicatrice.

Dans les blessures de ce genre, les lèvres de la plaie ne peuvent être rapprochées, le fond en étant généralement trop anfractueux. Quand elle ne saigne plus, elle sécrète un liquide jaunâtre qui s'épaissit progressivement, c'est le *pus* ; en même temps, les parties mortifiées s'éliminent, la plaie se déterge et se recouvre de granulations rosées qui comblent la cavité et atteignent enfin la surface, ce sont les *bourgeons charnus*; la plaie diminue d'étendue, mais la cicatrice formée par ces bourgeons qui ont fini par pâlir n'est plus linéaire et tranche par sa pâleur, car le tissu nouveau est privé de vaisseaux.

Ce tissu de cicatrice est, au début, imbibé d'une grande quantité de liquides; ces liquides se résorbent successivement, la cicatrice tend de plus en plus à revenir sur elle-même et trop souvent, si l'on n'y prend garde, elle attire vers elle tous les tissus ambiants et affecte une forme vicieuse. Tout le monde connaît, en effet, les cicatrices vicieuses, suites de brûlures sur les différentes parties du corps.

Les plaies par armes à feu, nous l'avons vu, sont toujours des plaies contuses, mais elles ne sont pas toujours en « cul-de-sac », il arrive souvent que le projectile a traversé les tissus de part en part et est ressorti à l'extrémité opposée, creusant un canal plus ou moins anfractueux

avec deux orifices : entrée et sortie. C'est la plaie
en *séton*. L'ouverture de sortie est en général
plus large que celle d'entrée.

Avant de donner des détails sur la manière
d'appliquer les pansements, il nous paraît indispensable de faire rapidement connaissance avec
le matériel nécessaire; nous nous occuperons
ensuite des diverses substances antiseptiques et
de la manière de les employer, non seulement
pour les pansements, mais· encore pendant les
opérations; après quoi nous donnerons quelques
indications sur les accidents et complications des
plaies.

A. Instruments de pansement.

L'ambulancière sera munie d'une petite trousse
contenant les instruments indispensables et qui
seront :

1° *Une paire de ciseaux droits*, pour couper
les différentes pièces d'un pansement ; c'est la
branche à bout rond qui doit être introduite
entre la peau du blessé et la pièce à couper ;

2° *Un rasoir*, pour raser la peau au voisinage
des plaies, autour des points où une opération

doit être pratiquée, les surfaces sur lesquelles on
veut placer un vésicatoire, etc.;

Fig. 8.

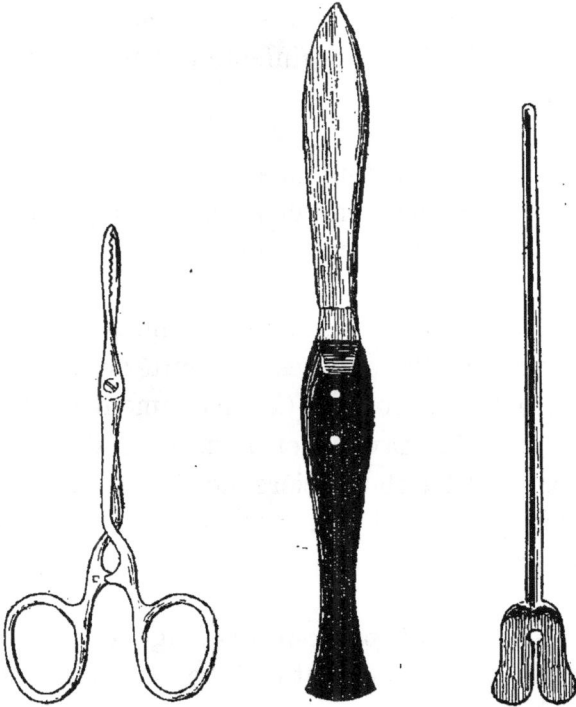

Pince à pansement.   Bistouri.   Sonde cannelée.

3° *La pince à pansement* destinée à soulever
les pièces de pansement imprégnées de pus, pour
éviter de s'infecter les doigts; on s'en sert
également pour prendre des boulettes de ouate
antiseptique que l'on porte dans la plaie à

déterger. Cet instrument est difficile à tenir
aseptique, le sang et le pus imprègnent les
rainures des mors; il faut donc les brosser
minutieusement après chaque pansement, sans
compter les autres soins que nous indiquerons,
en parlant de la désinfection des instruments
(flambage);

4° *La spatule* dont une extrémité étalée sert à
étendre les corps onctueux, ou à saupoudrer les
plaies de poudres antiseptiques;

5° *Le stylet-aiguillé*, tige de métal portant un
large chas à l'une de ses extrémités et terminée à
l'autre par un bouton. Cet instrument est destiné
à sonder les cavités, et nous n'en dirons rien,
sinon que l'ambulancière ne devra jamais s'en
servir dans ce but : c'est le rôle exclusif du
chirurgien;

6° *Le stylet porte-mèche*, tige de métal de
12 centimètres portant à l'une de ses extrémités
une bifurcation permettant d'introduire dans une
plaie fistuleuse une mèche enduite d'un topique (1)
aseptique.

L'ambulancière ne négligera pas non plus de
se munir d'une *pelote à épingles*.

---

(1) On donne le nom de topique à toute substance mise en contact
avec les tissus dans un but de guérison.

Nous avons déjà dit un mot des alèzes à garnir les lits, ainsi que des toiles cirées; si elles sont souillées, on les trempera dans une solution antiseptique.

B. Matériel de pansement.

1º *Compresses*. — Les compresses sont des pièces de linge de dimensions différentes (variant de 40×75 à 20×45 centimètres), formées de morceaux de toile à demi usée, et qu'on ne doit employer qu'après une désinfection rigoureuse par une imbibition prolongée dans une solution antiseptique ; malgré cette précaution, elles ne devront jamais être mises en contact direct avec les plaies. Elles servent à maintenir les premières pièces d'un pansement. Elles seront toujours sans ourlets ni coutures.

Suivant leur forme, elles sont dites rondes, carrées, triangulaires. Celles dont la longueur dépasse environ quatre fois la largeur, sont dites compresses *longuettes*. Une compresse carrée fendue à ses quatre angles est dite « *en croix de Malte* » ; repliée un certain nombre de fois sur elle-même, elle est dite *graduée*; elle sera *prismatique* quand les plis se superposent en devenant de plus en plus étroits. Ces dernières sont employées pour maintenir la réduction dans certains appareils à fractures.

FIG. 9. — Compresse longuette.

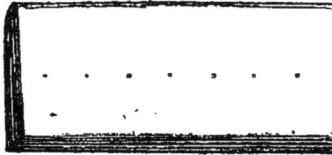

FIG. 10. — Compresse graduée.

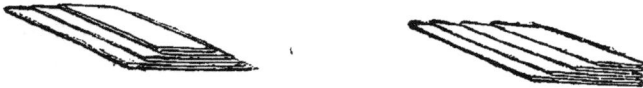

FIG. 11. — Compresses graduées prismatiques.

2° *Bandes.* — Ce sont des pièces de toile longues et étroites destinées à maintenir en place les pièces de pansement et appareils. On les emploie roulées sur elles-mêmes. On les fait avec de la toile un peu usée, mais on les fabrique de plus en plus en tarlatane. Supérieure à la vieille toile en ce qu'elle est plus facile à désinfecter et à imprégner de liquides antiseptiques, son prix modique permet de ne l'employer qu'une fois, grand avantage pour l'antisepsie. On en fait aussi en coton, en flanelle, etc. Leur longueur varie de 3 à 12 mètres, leur largeur de 2 à 8 centimètres.

On supprimera les ourlets, et s'il faut ajouter bout
à bout deux bandes, on les coudra les deux bouts
superposés au moyen de points croisés.

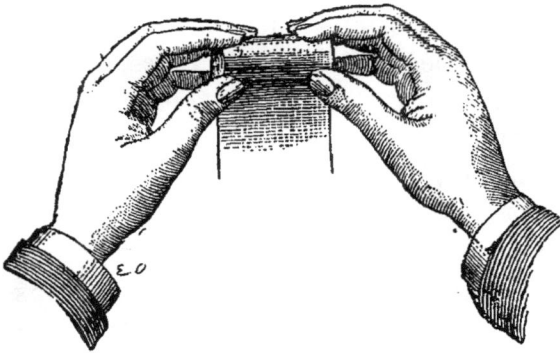

Fig. 12. — Manière de rouler une bande (1).

Manière de rouler une bande. — Prendre
un des chefs qui va constituer le chef terminal,
le replier un cer-
tain nombre de
fois sur lui-même,
de manière à for-
mer un petit rou-
leau assez résis-
tant ; saisir ce rou-
leau de la main
gauche, entre l'ex-
trémité du pouce
d'un côté et celles

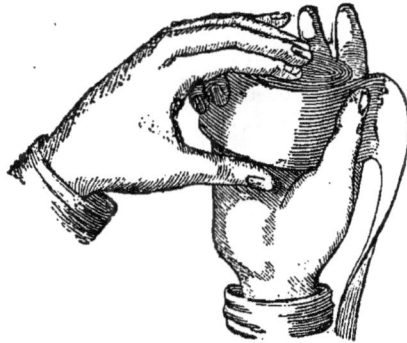

Fig. 13.—Manière de rouler une bande (2)

de l'index et du médius de l'autre, de façon à ce que
l'angle formé par ce pivot et la partie libre de la

bande regarde en bas (Fig. 12); prendre alors la partie libre ou le plein de la bande entre les deux faces correspondantes du pouce ou de l'index de la main droite, sur le dos de laquelle passe le dos de la bande, tandis que les autres doigts font embrasser légèrement le cylindre par leur face palmaire en lui imprimant le mouvement de rotation de droite à gauche nécessaire à l'enroulement (Fig. 13). Il faut toujours de temps à autre exercer une traction en sens inverse, entre le rouleau et la partie libre de la bande, pour arriver à serrer suffisamment le globe (Chavasse).

Si la bande est à deux globes, on procède de la même façon, respectivement pour chacun des chefs.

3° *Gaze ou tarlatane.* — Elle est constituée par un tissu à trame lâche en fil de coton apprêté au moyen d'un bain d'amidon. Pour les pansements, l'apprêt est nuisible, car il est constitué de matières fermentescibles; il est indispensable de les faire disparaître avant d'imprégner le gaze de substances antiseptiques. Voici, d'après M. le pharmacien militaire Thomas, le procédé pour débarrasser la gaze de son apprêt, et la rendre hydrophile (1).

Plonger la gaze dans l'eau à 80° centigrades, en l'agitant par intervalle; la retirer après vingt-quatre heures, l'exprimer et

(1) On dit que la gaze est hydrophile lorsqu'elle se laisse imprégner par l'eau ou divers liquides.

la plonger dans une solution d'hypochlorite de soude, marquant 2º5 de l'aréomètre Baumé. La retirer de ce bain au bout d'une demi-heure, et la laver à grande eau jusqu'à ce qu'elle donne une réaction négative au papier de tournesol. On l'exprime de nouveau et on la fait tremper pendant une demi-heure dans une solution d'acide chlorhydrique à 1/20 ; on la lave ensuite à grande eau jusqu'à ce que le papier de tournesol ne rougisse plus à son contact ; on la fait enfin sécher autant que possible à l'étuve.

Ce sont là des détails qui n'ont pas trait directement au rôle de l'ambulancière, mais en cas de nécessité, il lui sera quelquefois bon de ne pas les ignorer, afin de pouvoir faire ces préparations elle-même. On peut nettoyer par le même procédé les bandes en toile ou en coton.

4º *Charpie.* — Nous ne parlerons de la charpie que pour dire qu'elle est aujourd'hui avec juste raison abandonnée pour les pansements antiseptiques ; elle est très difficile à purifier. On a proposé dans ces derniers temps différents procédés pour aseptiser les grandes quantités de charpie constituées dans les approvisionnements, mais en règle générale, il vaut mieux renoncer à son emploi.

5º *Ouate.* — Le coton est d'un usage très répandu en chirurgie ; on le trouve dans le commerce en feuilles épaisses et on doit donner la préférence à celui qui n'est pas gommé. On l'emploie comme topique direct dans les brûlures par exemple, dans le pansement de A. Guérin, mais surtout comme remplissage dans les gouttières et les différents appareils.

Les expériences de Pasteur ont démontré que le coton laisse pénétrer l'air sur les plaies, mais en le filtrant et en retenant dans ses mailles les germes et poussières qui y sont contenus. C'est donc à juste titre que Guérin en avait fait un pansement antiseptique.

Pour découper les bandes dans l'ouate il faut la déchirer dans le sens de la longueur.

Il est indispensable de la conserver dans des boîtes qu'on n'apportera dans les salles qu'au moment de s'en servir et que l'on refermera aussitôt après en avoir pris la quantité nécessaire. Si on applique le pansement ouaté directement sur une plaie, on enlèvera une légère épaisseur de la couche qui aura été au contact de l'air.

On rend la ouate hydrophile, en la débarrassant de ses matières grasses par la préparation suivante : on la fait bouillir quelques instants dans une solution de soude à 25 pour 100 et on l'y laisse macérer une heure ; on lave à grande eau, on carde, et on fait sécher.

Sous cette forme, le coton se laisse facilement imprégner par le liquide des plaies sur lesquelles cependant il ne doit pas être appliqué directement en raison de son action irritante ; on l'en sépare au moyen de quelques couches de gaze.

On en fait des tampons et des boulettes qui remplacent avantageusement les éponges, on les jette et on les brûle lorsqu'ils ont servi, et on évite ainsi les chances d'infection par les germes que les premières peuvent transporter d'une plaie à une autre.

6° *Lint* (dit aussi tissu charpie ou charpie anglaise). — Sorte d'étoffe épaisse et moelleuse composée de coton, de lin ou de chanvre; une des faces est cardée, ce qui la rend tomenteuse. Se laisse facilement imprégner par les antiseptiques. Très usité en Angleterre.

7° *Tourbe.* — M. Redon est arrivé à fabriquer de l'ouate de tourbe, souple, élastique, se laissant facilement imprégner; s'emploie en coussins, enveloppés de gaze; ses qualités, jointes à son bon marché, la rendent précieuse en chirurgie d'armée.

8° *Étoupe.* — On l'emploie purifiée par le procédé Weber et Thomas; c'est une substance blanche, douce au toucher, douée d'un pouvoir absorbant très suffisant, qui se laisse facilement imprégner par les solutions antiseptiques.

L'étoupe brute ne s'emploie que comme remplissage pour garnir les appareils.

C. Objets accessoires de pansement.

1º *Protective*. — S'applique directement sur les plaies; c'est une étoffe munie de soie huilée et recouverte de vernis copal; elle est de couleur verte; beaucoup de chirurgiens la suppriment aujourd'hui dans leurs pansements.

2º *Gutta-percha laminée*. — C'est un imperméable adhérant facilement à la peau; il s'applique sur le pansement pour empêcher la dessiccation et l'évaporation du liquide antiseptique; la gutta-percha demande certaines précautions pour être coupée sans franges ni encoches.

3º *Taffetas gommé*. — C'est une gaze de soie enduite d'huile siccative de lin. Très employée à cause de son bon marché; elle ne se conserve pas trop longtemps dans les approvisionnements.

4º *Mackintosh*. — Tissu de toile, coloré en rose, enduit d'une mince couche de caoutchouc; sert aux mêmes usages que les deux précédents.

D. **Agglutinatifs.**

Ils trouvent des emplois nombreux dans la pratique des pansements, comme moyen de fixation pour maintenir rapprochées les lèvres d'une plaie (sutures sèches, etc.).

1° *Sparadrap de diachylon.* — Il se prépare en étalant sur une toile un emplâtre à la litharge; il s'emploie généralement en *bandelettes*; pour les couper, il faut tendre la feuille et la faire glisser sur le fil des ciseaux entr'ouverts et immobiles. Si on taille les bandelettes en déchirant l'étoffe, l'emplâtre s'écaille.

Pour appliquer les bandelettes, on les chauffe légèrement entre les doigts. Si on veut les placer sur une surface garnie de poils, il faut la raser préalablement.

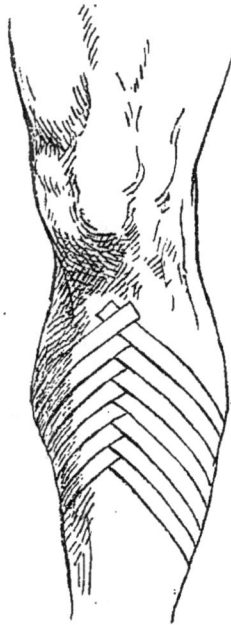

Fig. 14. — Pansement par bandelettes de diachylon.

Les bandelettes sont imbriquées sur les plaies, c'est-à-dire qu'elle se recouvrent dans le tiers environ de leur largeur (Fig. 14). Ce pansement donne d'admirables résultats pour le traitement des ulcères.

2° *Baudruche gommée*. — S'applique en mouillant la partie sur laquelle on veut la placer.

3° *Collodion*. — C'est un liquide sirupeux, formé par une dissolution de fulmi-coton dans un mélange d'alcool et d'éther. Il doit être conservé dans des flacons à large goulot et hermétiquement bouchés, car il se dessèche à l'air, et laisse un résidu sec et blanc grisâtre, inutilisable. On l'applique directement sur les petites plaies au moyen de pinceaux de charpie, mais il est préférable de l'incorporer à de petits flocons de ouate. On l'étale en couches successives et minces qui forment sur la blessure une petite pellicule blanchâtre.

Sa puissance de rétraction étant en général trop considérable, on lui préfère le *collodion élastique* obtenu en le mélangeant avec un dixième d'huile de ricin.

On y incorpore des substances médicamenteuses, iode, tannin et surtout iodoforme.

4° *Traumaticine*. — On emploie encore assez souvent cette substance, solution de 10 grammes de gutta-percha dans 100 grammes de chloroforme, pour fixer à la surface d'une lésion un corps médicamenteux (affections de la peau).

E. **Drains**

Les drains servent à favoriser l'écoulement continu des liquides secrétés par une plaie; ils s'opposent à la rétention du pus et préviennent les accidents qui en sont la conséquence.

Les plus usités sont des tubes en caoutchouc rouge ou noir, à parois assez résistantes pour ne pas s'affaisser, d'un calibre approprié à la cavité dans laquelle on doit les placer et à la quantité de liquide qui peut s'écouler. On les perce de nombreux petits orifices sur leurs parois (Fig. 6). Ils doivent être conservés aseptiques dans un bocal de verre bien bouché où ils plongent dans une solution phéniquée au vingtième, qu'on renouvelle deux fois par mois.

On se sert également pour les petites plaies de drains formés d'un mince faisceau de crins de cheval dégraissés par un lavage dans une forte lessive de soude et conservés dans une solution phéniquée.

F. **Fils de sutures et de ligatures.**

1° *Catgut.* — C'est de la corde à violon faite d'intestins de mouton.

2° *Crins de Florence*. — Ils sont formés par la glande sétigère du ver à soie.

3° *Fils de soie*. — Tous ces fils seront maintenus rigoureusement aseptiques ; on les enroule ordinairement sur une bobine de verre et on les plonge dans une solution phéniquée.

G. Objets employés pour le nettoyage des plaies.

Éponges. — Les éponges présentent de grands inconvénients pour les pansements ; elles s'imprègnent facilement des produits de secrétion des plaies et peuvent devenir des agents de transmission pour l'infection ; leur usage exige donc de grandes précautions.

On emploie pour la chirurgie les éponges les plus fines, soit entières, soit coupées par fragments ; si on les fixe au bout d'une pince, elles sont dites *montées* et servent à déterger les cavités.

Pour les opérations, il ne faut employer que des éponges neuves ; autant que possible, on n'en fera pas usage pour les plaies septiques.

Préparation des éponges neuves. — Voici, d'après Terrier, le moyen de préparer et d'aseptiser les éponges neuves : les battre avec un maillet pour les débarrasser du sable et des débris de tout genre qu'elles peuvent contenir, les laver à grande eau après les avoir exprimées, les plonger pendant une heure dans une solution d'acide chlorydrique à 1/50 et les laver de nouveau à grande eau. Les tremper ensuite pendant un quart d'heure dans une solution de permanganate de potasse à 5 pour 1000, puis lavage à grande eau ; enfin on les blanchit en les plongeant dans la solution suivante :

Bisulfite de soude........   10 grammes.
Acide chlorhydrique......   2   —
Eau   500   —

On les lave encore une fois à grande eau bouillie et filtrée, et on les place dans un bocal contenant une solution antiseptique qu'on renouvelle de temps à autre.

Nettoyage et désinfection des éponges ayant servi. (Procédé de Kummel.) — On les lave avec du savon de potasse et de l'eau très chaude et on les trempe ensuite pendant deux minutes environ dans une solution de bichlorure de mercure à 1 pour 1000 ; elles sont remises comme précédemment dans un bocal.

Il est de beaucoup préférable de remplacer les éponges par des boulettes d'ouate hydrophile entourées de gaze antiseptique ; les boulettes sont placées dans des bocaux jusqu'au moment du besoin et brûlées après avoir servi ; tout danger d'infection se trouve ainsi écarté.

H. Appareils à irrigation des plaies.

Les seringues et les poires en caoutchouc sont à rejeter comme susceptibles de s'infecter trop facilement et de se désinfecter difficilement. Le type d'irrigateur le plus pratique est celui d'Esmarch, qui se compose d'un récipient ne verre de la capacité d'un à deux litres muni à sa partie inférieure d'un tube de caoutchouc dont l'extrémité libre est terminée par une canule de verre qui sert à diriger le jet. On gradue la force de celui-ci par l'élévation plus ou moins grande que l'on donne à volonté au récipient et par la compression que l'on peut exercer sur le tube (Fig. 15).

On peut improviser un appareil analogue au moyen du vide-bouteilles de Galante; une des extrémités du tube est munie d'une capsule de caoutchouc pouvant coiffer le goulot d'une bouteille quelconque, on la renverse au moment de s'en servir et l'appareil fonctionne comme le précédent (Fig. 16).

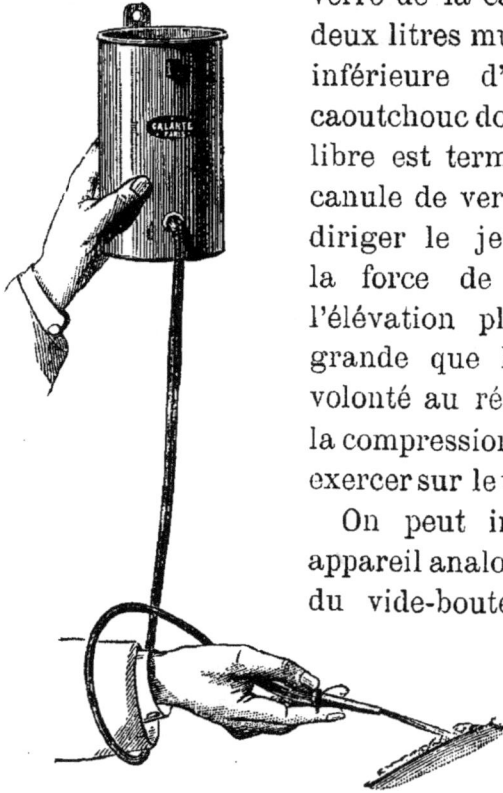

Fig. 15. — Irrigateur d'Esmarch.

Bassins à pansements. — Ceux-ci doivent être de formes variées pour s'adapter à la conformation des diverses régions du corps ; on les fait en étain, en cuivre, en ébonite, en porcelaine, en verre, etc. Les solutions de sublimé attaquent les parois de métal.

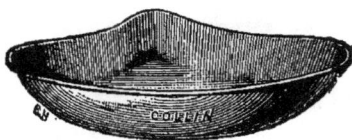

Fig. 17. — Bassin à pansement.

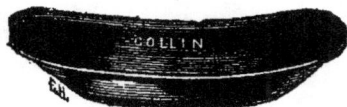

Fig. 18.—Bassin à pansement réniforme.

Seau à pansement. — Les seaux en porcelaine sont préférables pour recevoir les pansements souillés à cause de la facilité qu'ils offrent à la désinfection. Les paniers ne doivent jamais être employés.

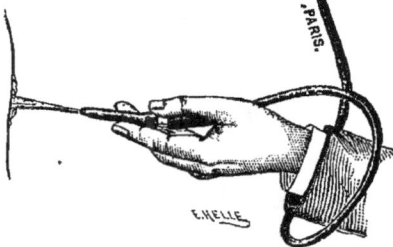

Fig. 16. — Vide-bouteille de Galante.

Pulvérisateurs. — Les pulvérisateurs sont usités pour projeter à la surface et aux alen-

tours des plaies des liquides antiseptiques
(Fig. 19).

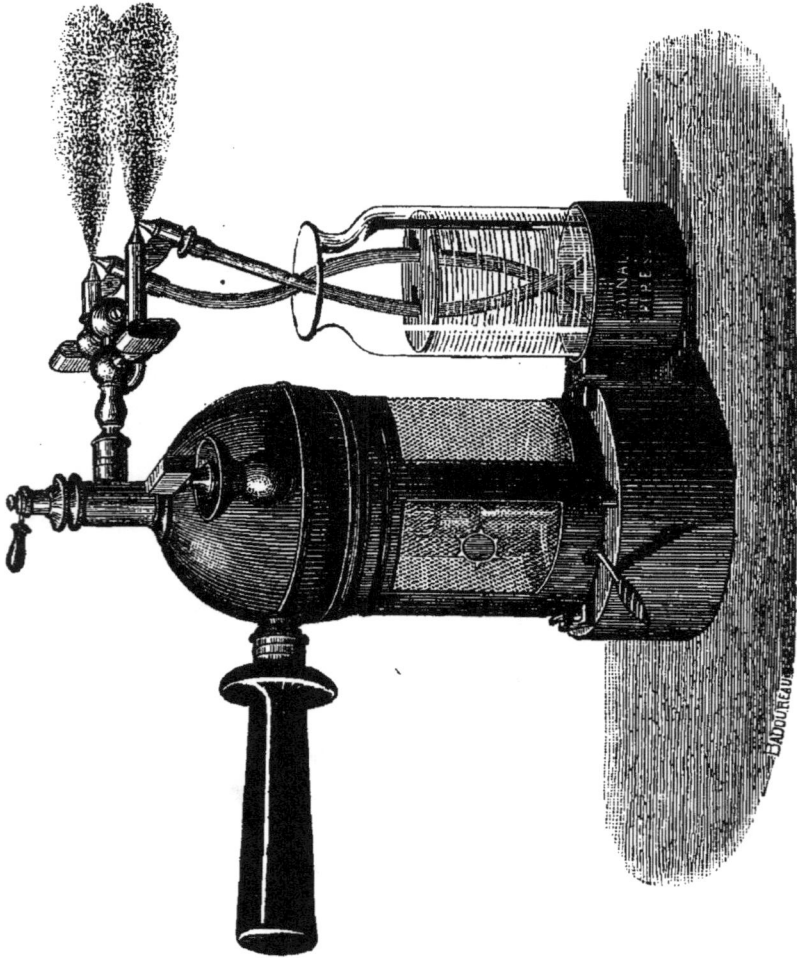

Fig. 19. — Pulvérisateur à vapeur.

Le pulvérisateur à main de Richardson (Fig. 79)
est analogue aux pulvérisateurs de toilette ; il ne
peut être manié longtemps sans fatigue, aussi pour

un usage prolongé lui préfère-t-on le pulvérisateur
à vapeur. Le modèle de Lucas Championnière est
le plus usité. Il se compose essentiellement d'une
chaudière sphérique chauffée par une lampe
à alcool ou un brûleur à gaz et munie, à sa partie
supérieure, d'une soupape de sûreté et d'un tube
mobile de haut en bas et destiné à dégager la
vapeur ; son extrémité dans ce but est effilée.
Un tube vertical plongeant dans la solution à
projeter vient se placer au contact du premier
à angle droit. La force du jet de vapeur sortant
du tube horizontal produit une aspiration dans le
tube vertical et le liquide divisé en fines molécules
est projeté mélangé à la vapeur d'eau.

Mode d'emploi. — On remplit par un orifice
spécial la chaudière d'eau bouillante. Le tube
à projection de vapeur est tenu fermé, à ce
moment, et on ne l'ouvre que lorsque la vapeur
d'eau produite est arrivée à une pression suffisante.
La flamme de la lampe, augmentée quand le
pulvérisateur marche, est diminuée au moment
où, en relevant le tube horizontal, on veut en
suspendre le fonctionnement.

Si l'eau vient à manquer, il faut éteindre
immédiatement la lampe pour ne pas dégrader les
parois de la chaudière.

On place l'appareil sur un meuble à un mètre et
demi environ de la surface sur laquelle on veut
projeter le liquide pulvérisé.

Cette pulvérisation dite aussi *spray* faisait, au début, partie intégrante du pansement antiseptique ; la plupart des chirurgiens y ont aujourd'hui totalement renoncé, son efficacité étant très contestable.

I. Règles générales des pansements.

D'après ce que nous avons vu précédemment, on peut admettre en théorie que si une plaie se produisait sans être infectée, si l'air était dépouillé de tout germe, si enfin les opérateurs n'en apportaient pas avec eux, la plaie guérirait immédiatement sans qu'il fût besoin de pansement ; ce serait l'asepsie parfaite. Celle-ci évidemment a été quelquefois réalisée par d'habiles chirurgiens qui ont amené la cicatrisation de plaies opératoires à l'air libre, mais il nous paraît difficile que la méthode se généralise. Actuellement l'antisepsie est plus facile que l'asepsie et se confond avec elle dans la pratique.

La première règle en effet pour un pansement est de le faire en évitant autant que possible d'y apporter des germes, et, s'il y en a, de chercher à les détruire.

Il faut donc : 1º détruire les germes avant le pansement ou l'opération que l'on veut entreprendre; 2° les détruire par l'antisepsie pendant le pansement ou l'opération; 3° maintenir l'asepsie ultérieurement par les soins apportés au renouvellement du pansement.

Ainsi que déjà nous l'avons dit, tout ce qui doit approcher le blessé, vêtements, mains, instruments, matériel, doit être *aseptique*, c'est-à-dire privé de germes. On y arrive par un ensemble de mesures qui sont la *prophylaxie* ou préservation.

Nous avons vu les soins à donner dans ce but aux salles de malades; ils doivent être encore plus minutieux pour la salle d'opérations dont les murs et le plancher devront être fréquemment lavés à la solution de sublimé à 1 pour 1000. (Cette solution est dénommée dans la pratique liqueur de Van Swieten.)

Les ambulancières seront, ainsi que déjà nous l'avons dit, vêtues de blouses de toile; il est bon qu'elles aient les bras nus jusqu'au coude.

1° *Mains*. — La première de toutes les stérilisations et la plus difficile est celle des mains. On se rappellera la recommandation de Richelot : « Autrefois, on se lavait les mains après avoir touché les plaies, parce que les plaies les avaient salies; aujourd'hui, vous devez vous laver les mains avant, pour ne pas salir les plaies. »

On commence donc par se nettoyer les ongles. Ceux-ci seront tenus courts et leur rainure sera minutieusement expurgée, car c'est un réceptacle commode pour les germes.

On fait ensuite un lavage énergique à l'eau chaude avec le savon et la brosse pendant trois minutes à peu près, puis un second lavage avec la solution de sublimé à 1 pour 1000. Après ce second lavage, il ne faut pas s'essuyer. Il est bon que la brosse à ongles reste constamment immergée dans cette solution.

Si les mains ont été infectées, le lavage à la solution sera prolongé. Lorsque dans le cours d'une opération ou d'un pansement, elles viennent à se souiller, on les trempe de nouveau dans la solution antiseptique qu'on aura toujours à sa portée.

2° *Instruments.* — Ils seront, après avoir été brossés à l'eau chaude et au savon, plongés dans une solution phéniquée à 25 pour 1000. Lucas Championnière nettoie les instruments tranchants avec le chloroforme, puis les plonge dans l'eau stérilisée (1). On peut encore les soumettre à la flamme d'une lampe à alcool, le flambage prolongé détruit les germes mieux que tout autre procédé, mais il a l'inconvénient d'émousser le tranchant des instruments et de les user rapidement. Il est certain que, si l'on est muni d'une

(1) L'eau stérilisée est de l'eau filtrée et bouillie.

étuve, c'est le mode de stérilisation qui devra être préféré (1).

3° *Matières à pansements.* — Toutes ces matières (bandes, linges, etc.) doivent être placées à l'abri de la contamination des germes. On les conserve dans du papier parcheminé, ou mieux dans des boîtes en fer-blanc ou en bois bien closes, tapissées à l'intérieur de plaques de verre. On n'apportera ces boîtes dans les salles et on ne les ouvrira qu'au moment de s'en servir; elles ne devront pas y séjourner.

4° *Blessés.* — La propreté sera scrupuleusement maintenue par des bains et des lavages; les linges de corps et de literie seront fréquemment renouvelés. Au moment d'une opération, on nettoie la région opératoire et celles avoisinantes, de peur que les mains des chirurgiens, en s'y égarant, ne viennent à s'infecter; on rase la peau, et on la brosse vigoureusement à l'eau chaude et au savon, puis on la lotionne à l'éther ou à l'alcool, et enfin avec la solution de sublimé à 1 pour 1000. Si l'opéré est porteur d'une plaie septique, elle sera recouverte de compresses imprégnées de cette dernière liqueur.

---

(1) Nous avons dit plus haut que la chaleur humide à 115 degrés détruit tous les germes, spores, conditions admirablement réalisées par les étuves.

Quand il s'agit de blessés atteints d'affections septiques (érysipèle, lymphangite, septicémie), ils seront pansés autant que possible par la même ambulancière et, en tout cas, après les autres blessés du service.

5° *Antisepsie pendant les opérations et les pansements.* — Tous les objets, instruments, matériel, bassins, etc., doivent être réunis à l'avance. On place sur la table à opération, préalablement désinfectée elle aussi, une toile cirée lavée à la solution antiseptique, et, par-dessus, une alèze stérilisée.

Le chirurgien indiquera la position la plus favorable à donner au blessé. Si l'opération doit être longue, on entoure les membres, pour en éviter le refroidissement, de bandes de flanelle, ou d'une couche d'ouate, maintenue par quelques tours de bande. Sur les confins de la région à opérer, on place des compresses imbibées de solution antiseptique.

Pendant l'opération, l'ambulancière tiendra à la disposition du chirurgien une cuvette de solution antiseptique, pour que celui-ci puisse y tremper les mains quand elles seront souillées; elle replacera dans le bain antiseptique les instruments qui ont servi; si elle est chargée de passer les éponges ou tampons de ouate hydrophile, elle aura soin de les exprimer préalablement.

L'opération terminée, on procède à l'application méthodique du pansement : déjà nous avons indiqué les deux conditions principales à remplir : il faut assurer l'écoulement des liquides sécrétés par la plaie et empêcher l'accès des germes. Le pansement doit être appliqué avec douceur, mais avec une certaine célérité; il débordera légèrement la plaie; il sera fixé par un bandage approprié exerçant un certain degré de compression. On assurera l'immobilité de la partie blessée au moyen de gouttières, d'attelles, de coussins de balle d'avoine ou de sable, d'alèzes roulées, car *l'immobilité des plaies est une des conditions essentielles de leur guérison.*

S'il s'agit d'un membre, on lui donne au moyen de coussins une élévation modérée mettant les muscles dans le relâchement.

On recouvre le tout d'un cerceau pour éviter le poids des couvertures (Fig. 5).

On diminue d'autant plus les chances d'infection d'une plaie, qu'on lève le pansement plus rarement. Aujourd'hui, avec les antiseptiques et les matériaux absorbants en usage, on pratique de plus en plus les *pansements rares ;* souvent même, quand l'asepsie est parfaitement pratiquée, un seul suffit pour assurer la cicatrisation. Tandis qu'autrefois on pansait tous les jours et même davantage, aujourd'hui on laisse les pansements en place plusieurs jours, et même, en certains cas, plusieurs semaines, suivant l'état du blessé et la nature de la plaie. On évite ainsi l'irritation occasionnée par l'application réitérée des pansements, irritation qui entrave la marche de la cicatrisation. On emploie dans ce but aujourd'hui, de préférence, les pansements secs, car les pansements humides doivent être levés quand ils sont desséchés, c'est-à-dire après quarante-huit heures au plus tard; une fois secs, ils irritent la plaie.

Il est bon de faire remarquer, cependant, qu'à cette règle générale des pansements rares, il est des exceptions et que *toutes les fois que des complications surviendront dans le foyer de la blessure, il faudra lever le pansement.* Ces complications se dénotent surtout par des douleurs, de la chaleur locale et de la fièvre. Nous verrons plus loin comment on peut s'assurer de l'apparition de la fièvre (Thermométrie).

On fera les pansements consécutifs avec les mêmes précautions antiseptiques que le premier, sans imprimer de secousses à la plaie. Si le pansement est maintenu par des bandes de toile, on les réunit en paquet dans une main à mesure qu'on les déroule de l'autre ; s'il est recouvert de bandes de gaze, il est plus simple de les couper, mais du côté opposé à la plaie pour ne pas la frôler avec les ciseaux.

On retire successivement les autres pièces du pansement en les saisissant avec des pinces. Si elles sont adhérentes, il faut se garder de les arracher; on les imbibe d'eau tiède stérilisée, ce qui les décolle rapidement. Arrivé à la dernière, on redouble de précautions, car elle est en rapport avec les différents objets placés dans la plaie : drains, fils à ligature et à suture, qu'il ne faut pas tirailler.

On évite, en outre, de déchirer et de faire saigner les bourgeons charnus; en faisant un pansement, *il ne faut jamais faire saigner une plaie.*

Si la peau avoisinante est sale, on la frotte doucement avec une boulette d'ouate hydrophile, ou avec une compresse fine antiseptique; s'il y a du pus dans la plaie, on aide à son écoulement par des pressions douces exercées au moyen de boulettes de coton. On ne lave jamais directement la plaie, on la nettoie en faisant tomber sur elle un léger filet de la solution antiseptique, obtenu en exprimant l'éponge ou la boulette de coton. On lave les drains; si l'écoulement n'est pas tari, on les replace doucement, après les avoir raccourcis. On met ensuite le pansement prescrit. On évitera, pendant ces manœuvres, de souiller le lit : on place sous la partie blessée un bassin destiné à recueillir le liquide, ou une toile cirée.

Pour une plaie en suppuration, il faut chasser le pus des cavités et, dans ce cas, l'irrigation continue au moyen de l'appareil d'Esmarch (Fig. 15 et 16) par exemple, contenant une solution de sublimé à 1 pour 4,000, peut être employée.

Dans le cas où l'irrigation n'est pas prescrite, on enlève les souillures à l'aide de tampons de

ouate; on empêche ainsi la formation des croûtes
qui favorisent la rétention du pus. Le pansement
humide est nécessaire jusqu'à ce que, au bout de
quelques jours, on ait acquis la certitude que la
plaie est débarrassée de tous ses germes et est
devenue aseptique.

Pour les plaies enflammées, septiques, Verneuil
place dans les anfractuosités de la plaie de petits
carrés de mousseline imbibés d'eau phéniquée,
qu'il recouvre de plusieurs doubles de gaze phéniquée ; il complète le pansement avec une feuille
d'ouate et un imperméable. Toutes les deux heures
on soulève l'ouate et la couche de gaze et l'on
arrose la couche profonde de tarlatane avec de
l'eau phéniquée à 3 pour 100.

Ce savant chirurgien a encore obtenu d'excellents résultats avec les bains locaux antiseptiques prolongés; chaque bain est de deux heures
environ et peut être renouvelé deux ou trois fois
par jour.

6° *Des instruments*. — Bien que déjà nous
ayons indiqué rapidement les soins à prendre
des instruments, nous croyons devoir entrer ici
dans des détails plus précis, détails qui incombent
directement aux Dames ambulancières et dont
elles devront minutieusement surveiller l'application. Toutes les fois que l'on se sera servi
d'instruments, soit pour une opération, soit même
pour un pansement, l'ambulancière les réunit

sur une table, les uns à côté des autres, et elle procède ou fait procéder à leur nettoyage.

Pour cela on les trempe dans une solution phéniquée et on les essuie *complètement* avec un linge. Les instruments qui se démontent devront toujours l'être au moment du nettoyage, car au niveau de leurs articulations des produits septiques ou simplement de la rouille pourraient rester en dépôt (ciseaux, diverses espèces de pinces, etc.). On apportera beaucoup de soin au nettoyage des instruments qui ne peuvent être démontés, comme les bistouris de trousse ou rasoirs, par exemple; il faut, dans ce cas, passer un petit morceau de linge entre les deux lames d'écaille qui forment le manche; on laisse tomber en terminant une goutte d'huile sur l'articulation de la lame. Pour d'autres intruments, comme les canules de trocart, où un linge ne peut pénétrer, on y introduit un peu d'huile avec la pointe du trocart, et l'on essuie ensuite plusieurs fois.

Il ne faut pas abuser de l'huile ni de la vaseline pour graisser les instruments, ces substances retenant les poussières; lorsqu'on aura dû s'en servir, on les essuiera soigneusement pour en enlever tout l'excès et en laisser le moins possible.

Quant aux instruments plus compliqués, l'ambulancière, avec l'usage, en connaîtra vite le mécanisme et si elle ne peut les démonter, elle demandera les conseils du chirurgien.

J. Principales variétés de pansements

1° PANSEMENT PHÉNIQUÉ. — Lister, qui fut le véritable fondateur de la méthode antiseptique, se servit, au début, exclusivement du pansement à l'acide phénique. L'acide phénique cristallisé est seul usité. Il se présente sous forme de cristaux brillants, son odeur pénétrante est caractéristique. Comme il est peu soluble dans l'eau, on prépare les solutions aqueuses en le faisant d'abord dissoudre dans une partie égale à son poids d'alcool ou de glycérine.

On se sert en chirurgie de deux solutions, une forte et une faible. En voici la formule de préparation :

Solution forte à 5 pour 100.
{
Acide phénique cristallisé .. 50 grammes.
Alcool (ou glycérine)...... 50 —
Eau.................... 1,000 —
}

On l'emploie lorsqu'il s'agit de désinfecter une plaie septique, ce qui doit être fait avec prudence à cause des dangers d'intoxication. Elle sert, en outre, à désinfecter les mains et les éponges. Elle a l'inconvénient d'altérer le tranchant des instruments.

Solution faible à 2.50 pour 100.
{
Acide phénique......... 25 grammes.
Alcool ou glycérine..... 25 —
Eau .... 1,000 —
}

Cette dernière est usitée dans le courant des pansements ou des opérations. Elle sert aussi pour le spray lorsqu'on croit devoir en faire usage.

Pour distinguer ces deux solutions, il est d'usage de colorer l'une en rose par un peu de carmin et l'autre en bleu par quelques gouttes de la solution d'aniline.

On se sert pour enduire certains instruments (sondes, trocarts), mèches à pansements, de vaseline ou d'huile phéniquée à 1 pour 100.

On incorpore l'acide phénique à tous les matériaux destinés à former le pansement.

Malheureusement, cet acide étant très volatil, ces objets ne gardent pas très longtemps leurs propriétés antiseptiques. Il faut avoir soin de les conserver dans des récipients bien clos.

Les gazes, étoupes, etc., à l'acide phénique demandent une préparation assez compliquée; on les trouve dans le commerce.

Application du pansement phéniqué. — Après avoir désinfecté les mains, les instruments et le malade comme il a été dit, on procède au pansement en plaçant directement sur la plaie une bande de protective, puis, par-dessus, un morceau de gaze phéniquée plié de telle sorte qu'il offre huit épaisseurs et déborde largement la plaie. Par-dessus on dispose une large feuille de gutta-percha laminée, ou de mackintosh dépassant la gaze. Pour que le pansement soit vraiment occlusif, et empêche l'accès des germes, il doit être large. Ainsi, pour les extrémités, il entourera toute la circonférence du membre ; pour les plaies de la poitrine, plus de la moitié du tronc ainsi que l'aisselle du côté blessé, etc...

La plupart des chirurgiens superposent à la gaze une couche de ouate, qui soutient les pièces du pansement, comble les cavités et maintient autour de la plaie une température constante ; le tout est fixé par des bandes en gaze ou tarlatane également phéniquées.

Ce pansement est dit pansement sec ; lorsque au contraire il doit être humide, on trempe préalablement toutes les pièces dans la solution faible, et on les dispose comme ci-dessus, après avoir eu soin de les exprimer fortement.

Cet appareil est renouvelé au bout de vingt-quatre ou quarante-huit heures, suivant l'abondance des sécrétions. Ainsi que nous l'avons dit, le spray faisait, au début, partie intégrante de ce pansement, mais on y a renoncé de plus en plus, car il est démontré qu'il ne détruit pas les germes. Chavasse conseille cependant de le conserver pour les pansements sérieux dans les salles encombrées de blessés.

L'action germicide de l'acide phénique est considérée comme très faible. Il agit surtout en coagulant les liquides des tissus et détruit ainsi le milieu de culture des bactéries qui ne trouvent plus dans la plaie l'humidité nécessaire à leur développement.

Il a une action irritante qui ne permet pas un usage prolongé, il provoque sur la peau des rougeurs, des éruptions et même de l'eczéma. Il donne même lieu parfois à des troubles généraux variables, suivant que l'intoxication qu'il produit est aiguë ou chronique.

Dans le premier cas, on constate du malaise, des maux de tête, des troubles digestifs et même, dans les formes graves, du coma, des convulsions, des vomissements noirâtres et de la diarrhée, des sueurs abondantes, la respiration anxieuse et un abaissement considérable de la température et quelquefois la mort.

Dans les cas d'intoxication lente, il se produit de l'abattement, des troubles digestifs, des maux de tête, et une coloration spéciale des urines qui sont dites « fumées ». Ces accidents augmentent après le pansement; ils sont plus à redouter chez les blessés affaiblis. Pour les éviter, il ne faut pas faire de lavages trop étendus dans les grandes plaies surtout avec une solution forte.

Si la plaie est irritée, on supprime l'emploi de l'acide phénique; dans certains cas on peut appliquer des cataplasmes d'amidon.

Quand les accidents généraux d'intoxication se produisent, on fait une injection sous-cutanée d'éther, des frictions excitantes, etc.

Contre l'intoxication lente, on a préconisé

l'administration à l'intérieur de sulfate de soude
à la dose de 5 pour 100.

L'usage répété des solutions phéniquées pouvant
produire des gerçures aux mains de l'opérateur,
on y remédiera par une onction de glycérine ou
de vaseline.

2° PANSEMENT AU SUBLIMÉ. — Le faible pouvoir
germicide de l'acide phénique, sa volatilité, l'ont
fait abandonner par la plupart des chirurgiens;
ils donnent aujourd'hui la préférence au sublimé
associé à l'iodoforme; il constitue l'antiseptique
de choix.

Le sublimé est une poudre blanche devenant
friable à l'air, qui s'incorpore comme l'acide
phénique à toutes les substances de pansement.
Mais en raison de sa toxicité et de sa puissante
action germicide on l'emploie à des doses beaucoup
plus faibles.

On utilise plusieurs solutions :

1 pour 1000	{	Sublimé	1	gramme.
		Alcool	10	—
		Eau distillée	1.000	—
		Acide tartrique	1	—

C'est la liqueur dite de Van Swieten.

Elle sert à stériliser les mains des opérateurs
et le champ opératoire. On y plonge les instruments, drains, fils, etc.

On emploie pour désinfecter les éponges et le linge la solution à 1 pour 2000.

La solution à 1 pour 5000 est utilisée pour le lavage des plaies.

On renferme ces solutions dans des récipients de verre ou de porcelaine, car elles attaquent le métal, et on les colore différemment pour éviter de les confondre entre elles.

N'étant pas volatil comme l'acide phénique, le sublimé est précieux pour la constitution des approvisionnements de matériel ou de pansement; on prépare des gazes, étoupes, etc., au sublimé qui conservent leurs propriétés germicides beaucoup plus longtemps que celles à l'acide phénique.

On peut préparer soi-même ces matériaux assez facilement d'après les procédés Thomas en employant la formule suivante :

Sublimé................	4	grammes.
Gomme du Sénégal........	40	—
Glycérine................	40	—
Alcool................	100	—

Ajouter eau distillée, quantité suffisante pour donner trois litres de liqueur.

On fait dissoudre d'abord la gomme dans dix fois son poids d'eau distillée, on filtre à travers une flanelle.

On fait dissoudre ensuite le sublimé dans l'alcool, on y ajoute la glycérine, puis la solution de gomme et enfin l'eau distillée.

On agit sur 300 grammes d'étoupe ou sur 5 mètres de gaze à raison de 300 centimètres cubes de cette solution par

100 grammes de matière à imprégner; on exprime et on replonge plusieurs fois; on étale et on fait sécher.

Application du pansement au sublimé. — On emploie les mêmes précautions fondamentales que pour le pansement précédent, mais le bichlorure attaquant le métal on préfère stériliser les instruments dans la solution phéniquée (25 pour 1000).

L'imperméable peut être supprimé facilement; le sublimé étant peu volatil, beaucoup de chirurgiens renoncent également au protective.

On met généralement par-dessus la gaze, qui alors aura moins d'épaisseur, une couche débordante d'étoupe ou de tourbe au sublimé destinée à absorber les sécrétions. Si, au bout de deux ou trois jours cette couche est imprégnée et, si malgré cela l'état général du blessé reste bon, on se contente, sans lever le pansement, d'ajouter une nouvelle couche de substance absorbante. On peut réaliser ainsi le pansement *rare*, ce qui permet de ne pas déranger le travail de cicatrisation.

Ce pansement peut aussi s'employer humide; dans ce cas, on trempe six couches de gaze dans la solution à 1 pour 1000, et on les place sur la plaie, en les recouvrant d'une couche d'étoupe; l'imperméable n'est pas utile.

Le sublimé est un antiseptique fixe doué d'un grand pouvoir antimicrobien, mais extrêmement toxique; il est de plus assez irritant pour la peau,

moins cependant que l'acide phénique ; il doit
toujours être manié avec prudence.

L'intoxication souvent mortelle se manifeste
d'abord par de l'inflammation des gencives ; dans
les cas plus graves, des maux de tête, du malaise
et surtout de la salivation et de la diarrhée
compliquée de selles sanguinolentes, de la dimi-
nution dans la quantité des urines.

Ces accidents sont combattus par la suppression
immédiate du pansement, par l'administration
d'une potion à l'opium, par l'iodure de potassium
et le chlorate de potasse.

3° PANSEMENT A L'IODOFORME. — L'iodoforme
est une substance de couleur jaune soufre, d'une
odeur tenace caractéristique, qui existe dans le
commerce en cristaux ou paillettes nacrées. Il
doit être, avant son emploi, finement pulvérisé.

Très usité aujourd'hui, il constitue un pansement mixte, car son peu de solubilité dans
l'eau fait qu'on l'utilise concurremment avec les
solutions à l'acide phénique ou au sublimé.

Il n'est soluble dans une proportion convenable
que dans l'éther, le chloroforme et les huiles
grasses. Il faut le conserver à l'abri de la lumière
qui l'altère, dans des flacons de verre jaune.

Pulvérisé il est très employé pour saupoudrer
la surface des plaies. On le mélange, soit par
mesure d'économie, soit pour masquer son odeur

désagréable, à d'autres poudres, mais c'est toujours aux dépens de son efficacité.

On en saupoudre les plaies au moyen d'une spatule, comme on se sert du sel à table. Les insufflateurs qu'on emploie quelquefois ont l'inconvénient de s'obstruer rapidement.

L'iodoforme s'incorpore facilement aux matériaux de pansement (gaze, étoupe, ouate, etc.).

On prépare la gaze par un procédé assez simple dû à Nicaise.

On prend vingt mètres de gaze dont l'apprêt a été enlevé comme il a été dit plus haut, et on la lave à l'eau chaude ; on la fait ensuite tremper dans un litre de glycérine phéniquée à 10 pour 100, on exprime ensuite avec grand soin, on étale la gaze par deux mètres repliés en double, on la saupoudre avec l'iodoforme (500 grammes pour 20 mètres) à l'aide d'un tamis, on malaxe jusqu'à ce que la répartition soit bien uniforme. On la roule ensuite dans un papier imperméable et on conserve le tout dans une boîte.

On emploie, dans certains cas, une solution d'éther iodoformé variant de 5 à 20 grammes d'iodoforme pour 100 grammes d'éther ; cette solution est surtout destinée aux injections dans les cavités naturelles.

Pour le traitement des brûlures, on peut se servir avec avantage de la solution d'iodoforme dans l'huile ou la glycérine dans la proportion de 10 à 20 pour 100.

Le collodion iodoformé (10 0/0) est préférable au collodion simple pour l'occlusion des petites plaies.

Application du pansement iodoformé. — On commence par toutes les précautions antiseptiques usitées pour les pansements précédents.

On recouvre la plaie rendue aseptique avec de la poudre sur laquelle on place une couche de gaze iodoformée et quelques couches de gaze aseptique et par-dessus on ajoute une bonne épaisseur d'ouate ou de tourbe qu'on fixe par des bandes.

Ce pansement peut rester en place six à dix jours suivant l'état de la plaie.

En raison des dangers d'intoxication, il faut éviter de remplir d'iodoforme en poudre les plaies cavitaires; on les bourre de tampons de gaze iodoformée.

Si la plaie est septique, on la désinfecte comme il a été dit précédemment par des solutions phéniquées fortes ou de sublimé. On procède ensuite au pansement iodoformé qu'on maintient sans exercer de compression.

Ce pansement présente de grands avantages dans les plaies fongueuses et atoniques; il provoque la formation des bourgeons charnus. C'est un antiseptique à action lente mais persistante et fixe; il forme, en se mélangeant avec les sécrétions des plaies, une sorte de croûte sous laquelle s'accomplit la cicatrisation.

Il a, cependant, l'inconvénient de déterminer autour de la plaie un certain degré d'irritation qu'on calme par une onction de vaseline boriquée. Son odeur est aussi difficilement supportée par certaines personnes, mais l'accoutumance s'établit rapidement. Il ne faut jamais dépasser la dose de cinq grammes : au delà on pourrait déterminer des accidents d'intoxication.

Dans les cas d'accidents légers, on note du malaise, de l'inappétence, de l'insomnie, des maux de tête, des vomissements, de l'agitation. Dans les formes plus graves, du délire, de la fréquence du pouls, de la dépression, et la mort peut même s'ensuivre. Le malade ressent le goût d'iodoforme lorsqu'on lui place une cuiller métallique dans la bouche.

Pour éviter ces accidents, on emploie surtout la gaze préparée à l'iodoforme de préférence à la poudre. Si l'intoxication est produite, on changera le mode de pansement, on nettoiera la plaie, on administrera des stimulants : acétate d'ammoniaque, injections d'éther, café, alcool.

4° PANSEMENT AU SOUS-NITRATE DE BISMUTH. — On procède comme pour le précédent et on saupoudre la plaie de bismuth; on ne doit pas dépasser la dose moyenne de 5 grammes. Ce pansement est peu usité.

5° PANSEMENT AU CHLORURE DE ZINC. — C'est un désinfectant énergique employé dans les plaies de mauvaise nature. Il peut s'incorporer aux matériaux de pansement pour constituer un pansement sec.

Pour le pansement humide, on trempe les objets dans une solution de ce sel à 2 pour 100.

Quand il s'agit de désinfecter une plaie septique, on emploie la solution à 8 pour 100.

6° PANSEMENT A L'ACIDE BORIQUE. — L'acide borique est une poudre blanche et inodore soluble surtout dans l'eau chaude ; c'est un antiseptique faible, il n'est guère employé que sous forme de vaseline boriquée (1 sur 10), pour combattre l'action irritante des antiseptiques précédents.

7° PANSEMENT A L'ACIDE SALICYLIQUE. — Possède un pouvoir antiseptique aussi faible que le précédent.

8° PANSEMENT A L'IODOL. — Poudre brune, inodore, soluble dans l'eau, davantage dans l'éther ; s'emploie comme l'iodoforme.

9° PANSEMENT AU SALOL. — Ce corps se présente sous forme de poudre blanchâtre, à odeur aromatique, peu soluble dans l'eau et l'alcool, davantage dans l'éther; il n'est pas irritant pour les plaies. C'est un antiseptique suffisant pour les plaies aseptiques, mais trop faible pour les plaies infectées; s'emploie comme l'iodoforme.

10° PANSEMENT AU THYMOL. — Bon antiseptique pour les plaies peu étendues, mais d'un prix élevé. On l'incorpore à tous les matériaux de pansement comme le sublimé.

La solution au millième s'obtient par la formule suivante :

Thymol.........	1 gramme
Alcool..........	10 —
Glycérine.......	20 —
Eau	1.000 —

Ce pansement s'applique comme celui de Lister.

11° PANSEMENT AU LYSOL. — Comme le *crésyl*, la *créoline*, le lysol est obtenu par la rectification des huiles lourdes de houille. On emploie ces substances en solution dans l'eau distillée.

12° PANSEMENT A L'ALCOOL. — Très ancien, mais délaissé à cause de sa faible action germicide. Il nécessite un renouvellement fréquent à cause de la volatilité de l'alcool. On n'emploie plus que l'alcool camphré.

On recouvre la plaie rendue aseptique avec de la gaze imprégnée dans l'alcool, et, par dessus, on place une couche d'ouate et quelques tours de bande.

Ce pansement doit être renouvelé toutes les vingt-quatre heures, ce qui, nous l'avons vu, est un grave inconvénient.

13° PANSEMENT OUATÉ (A. Guérin). — Ce pansement ne repose pas sur le même principe que les précédents. A. Guérin n'a cherché qu'à empêcher les germes d'arriver dans la plaie, mais non à les détruire. Pasteur ayant démontré que le coton était un filtre parfait retenant dans ses mailles tous les germes et poussières de l'air; il parut à l'auteur de cette méthode remplir toutes les conditions désirables. Le coton présentait en outre le grand avantage: 1° d'assurer le repos des plaies par la rareté des pansements; 2° de maintenir autour d'elles une température constante, et 3° d'exercer une compression élastique.

C'est donc une excellente méthode, malheureusement impraticable en chirurgie de guerre, à cause des énormes quantités d'ouate et de bandes que nécessite ce pansement et du temps considérable que demande son application.

Pour s'en servir, il faut se munir d'ouate et de bandes. L'ouate doit être sans gomme, pure, souple, compressible; elle n'aura pas été exposée à l'air libre, et n'aura pas séjourné dans les salles de malades, pour éviter les germes d'infection.

Les bandes seront en toile résistante, ni trop neuve, ni trop usée; elles seront apportées seulement au moment de les employer. On aseptise la plaie, avec toutes les précautions dont il a été parlé, par la solution phéniquée forte ou celle de sublimé de préférence.

Si le pansement est destiné à l'extrémité d'un membre, on commence par y appliquer un large carré d'ouate dont les bords sont ramenés vers la racine du membre. Celui-ci, pendant toute la durée de l'application, est solidement maintenu par un aide. On enroule l'ouate de façon qu'elle forme du haut en bas une couche égale.

Les premières bandes sont jetées par-dessus assez lâches et en spirales écartées, les suivantes doivent se recouvrir et serrer le pansement qui doit avoir une densité suffisante, par suite du tassement de l'ouate, pour que le malade ressente une pression uniforme dans toute l'étendue de l'appareil et ne perçoive pas la pression que la main pourrait exercer en un point quelconque de cette surface.

Pour le bras, le pansement recouvre l'épaule,

le cou et la poitrine, et prenant en point d'appui sur l'aisselle du côté opposé ; pour l'avant-bras, il recouvre la racine du bras.

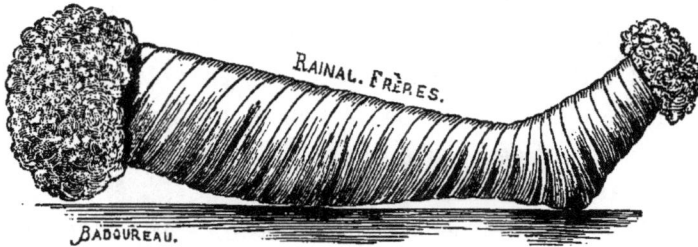

FIG. 20. — Pansement ouaté d'Alphonse Guérin.

Pour la cuisse, il remonte jusqu'au bassin qu'il entoure, et, pour la jambe, jusqu'à la racine de la cuisse.

Ce pansement peut rester facilement en place vingt à trente jours sans avoir besoin d'être renouvelé.

Le véritable guide de là marche de la plaie sous le pansement, sera la douleur d'abord, symptôme dont l'importance perd dans certains cas de sa valeur, car souvent la curiosité du blessé le poussera à savoir, par tous les moyens, quel est l'état de la plaie qui échappe à sa vue depuis si longtemps ; il sera donc souvent disposé à faire lever son pansement en accusant des douleurs plus ou moins réelles. La marche de la température et l'accélération du pouls renseignent le chirurgien beaucoup plus sûrement et d'une manière plus absolue que tous les dires du blessé.

On prendra la température matin et soir les premiers jours ; si la fièvre se déclare, c'est qu'il y a une complication, et il faudra lever l'appareil ; tant qu'elle ne dépasse pas 39 degrés (Voir Thermométrie), il n'y a pas à s'en inquiéter ; si même elle atteint ce chiffre sans douleurs ni insomnie, on patientera.

Ces conseils peuvent, du reste, s'appliquer à tous les pansements rares.

Si le pansement répand une odeur fétide, on l'ouvrira ; si dans les premiers jours il est traversé par du sang, il faudra également l'enlever ; s'il est taché par endroits par du pus, on badigeonnera la surface des bandes avec une solution de sublimé à 4 pour 1000 ou avec la solution phéniquée forte, et on se contentera de surajouter une couche d'ouate maintenue exactement.

On défait le pansement avec les mêmes précautions employées pour le poser. Pour éviter des tiraillements douloureux de la plaie on détache avec douceur les couches d'ouate en contact avec elle ; si elles sont adhérentes, on les imbibe pour les décoller d'une solution antiseptique tiède. Si on ne réussit pas, il est préférable de les abandonner, plutôt que de les arracher : elles se détacheront d'elles-mêmes ultérieurement.

K. **Moyens accessoires de pansement.**

Nous ne parlerons que des principaux; il y en a qui sont tellement simples, comme les onctions, les frictions, qu'une description en serait oiseuse.

1° *Cataplasmes.* — Leur usage se restreint beaucoup depuis ces dernières années. Les plus usités sont à la farine de lin ou de fécule.

Le cataplasme de farine de lin est préparé en mélangeant celle-ci à l'eau; on fait bouillir en remuant jusqu'à ce qu'on ait obtenu une pâte assez consistante. Pour les plaies, au lieu d'eau pure, on emploie l'eau boriquée ou phéniquée faible. Le cataplasme ne doit pas s'appliquer à nu, mais doit être étalé entre une compresse et une gaze et encadré par le relèvement des bords de cette compresse. Il est appliqué tiède. Pour en empêcher la dessiccation, on le recouvre d'une feuille de gutta-percha ou de taffetas gommé. On le renouvelle suivant les indications.

Le cataplasme d'amidon se prépare en mélangeant à froid 100 grammes de fécule à 100 grammes d'eau; on fait bouillir quelques instants.

Le cataplasme laudanisé s'obtient en versant trente gouttes de laudanum sur le cataplasme.

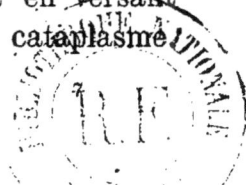

Le laudanum, administré de cette façon, agit du reste peu efficacement.

On trouve actuellement dans le commerce des cataplasmes secs, qu'il suffit de tremper quelques minutes dans l'eau chaude avant de les appliquer (Lelièvre, Hamilton).

2° *Pulvérisations.* — C'est un mode de traitement que Verneuil préconise pour certaines affections : furoncles, anthrax, et pour certaines plaies infectées. On se sert dans ce but des appareils déjà décrits (Fig. 19 et 72).

3° *Irrigations.* — L'irrigation continue consiste à faire arriver sans interruption, sur une partie du corps, un filet d'eau froide ou chaude. Cette méthode est aujourd'hui bien restreinte, et on ne l'utilise plus guère que dans certains cas, pour déterger une plaie septique et anfractueuse avec un liquide antiseptique. Ce traitement n'est utilisable que pour les membres. L'appareil le plus simple est celui d'Esmarch dont nous avons parlé déjà. Il faut protéger le lit du malade par une toile cirée disposée en gouttière, de manière que le liquide tombe dans un récipient placé près du lit. Le membre doit avoir une position telle qu'il soit irrigué sans mouiller le reste du corps. Il ne faut pas d'intermittences dans le traitement, et le liquide doit avoir une température égale pour éviter les risques de gangrène.

4° *Réfrigération locale.* — Cette réfrigération
est obtenue soit par de l'eau froide, soit par de la
glace pilée enfermée dans une vessie ou un sac
en caoutchouc. Elle s'applique surtout aux inflam-
mations locales sans plaies. Son usage est restreint
aujourd'hui aux méningites, à certaines arthrites,
et à quelques cas de péritonite.

Ce procédé demande une surveillance constante,
car trop prolongé, il pourrait déterminer de
la congélation et la gangrène consécutive. On
interpose des compresses entre la vessie et la peau
pour éviter une trop grande réfrigération. Le
traitement ne sera jamais interrompu brusquement; au moment où on supprime la glace on
continue pendant quelque temps l'application de
compresses trempées dans l'eau froide.

5° *Balnéation.* — Les bains sont généraux
ou locaux. Nous ne parlerons pas des bains de
propreté que l'on devra administrer aux malades
aussi souvent que possible.

Les bains généraux tièdes, prolongés plusieurs
jours, constituent un excellent traitement des
brûlures étendues; ils en calment les atroces
souffrances. La température des bains varie,
suivant les indications de 20 à 35 degrés ; ils sont
frais de 20 à 25 degrés, tièdes de 25 à 30 degrés,
et chauds de 30 à 35 degrés. On y incorpore souvent des antiseptiques ou des médicaments (bains
au sublimé, sulfureux, etc.).

Les bains locaux constituent une bonne méthode de traitement des plaies septiques, enflammées. Les membres peuvent être facilement immergés en totalité dans le liquide, au moyen de baignoires fort simples à construire de forme appropriée. Le liquide antiseptique s'infiltre dans les anfrac-

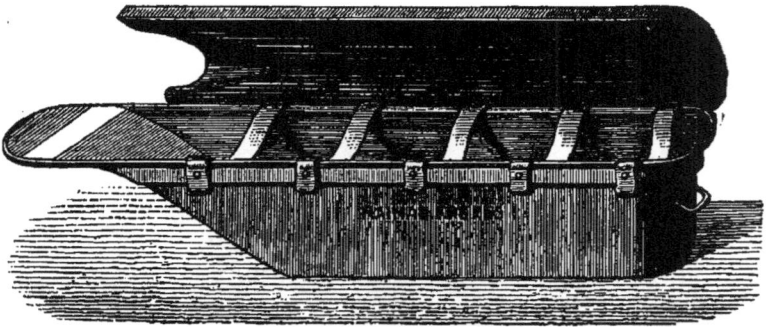

Fig. 21. — Baignoire de bras.

tuosités des plaies et les déterge tout en entraînant les produits de sécrétions putrides. La température en sera maintenue vers 35 degrés. La durée en variera de une heure à quatre heures suivant les indications. On peut les composer d'eau phéniquée à 25 pour 100, d'hydrate de chloral à 1 pour 100 ou de sublimé à 0,50 pour 1000, etc.

L. Bandages.

Nous ne pouvons, dans le cadre de ce manuel, entreprendre une description de tous les bandages qui ont été inventés pour le traitement des blessures, et qui sont plus ou moins ingénieusement appropriés à ce but. Il suffira à l'ambulancière d'en connaître les plus importants avec les règles générales nécessaires pour les appliquer; les bandages compliqués, étant, en principe, toujours posés par le chirurgien lui-même.

L'ambulancière s'attachera donc à connaître surtout les bandages destinés à maintenir exactement un pansement sur la région blessée; on sait déjà ce que c'est qu'une bande et la manière de la rouler.

RÈGLES GÉNÉRALES D'APPLICATION DES BANDAGES

1° Choisir un bandage approprié au but auquel il est destiné.

2° Mettre le blessé dans la position la plus favorable pour que l'application ne lui occasionne aucune fatigue. Se placer soi-même, ainsi que les aides s'il y en a, dans une position commode pour ne pas avoir à se déranger plus tard; regarder, autant que possible, le visage du malade pour observer si l'opération occasionne de la douleur. En général, pour les membres, on se place en dehors.

3° Appliquer le bandage avec adresse, en évitant d'imprimer des secousses à la partie malade. Il sera serré uniformément, de manière à éviter toute constriction sur un point donné. S'il l'était trop, il provoquerait de la douleur et, au bout d'un certain temps, le gonflement du membre ou œdème et même de la gangrène. Trop lâche, il se dérangerait au moindre mouvement.

On applique un bandage de bas en haut, c'est-à-dire de l'extrémité d'un membre vers la racine, dans le sens de la circulation veineuse qu'il faut toujours éviter de gêner. Pour le membre supérieur, on commence par la main, en remontant vers l'épaule jusqu'à la hauteur voulue. On procède d'une façon analogue pour le membre inférieur.

Un bandage bien fait détermine toujours du soulagement. S'il est encore douloureux au bout de quatre à cinq minutes, il faut le recommencer. Nous avons vu comment on procède pour l'enlèvement d'un bandage, en parlant des pansements.

APPLICATION

Pour appliquer une bande, la main droite tient le globe, la main gauche saisit l'extrémité libre (ou chef initial) entre le pouce et l'index, et la pose à plat sur la région à recouvrir. La main droite contourne ensuite avec le globe la partie qui doit

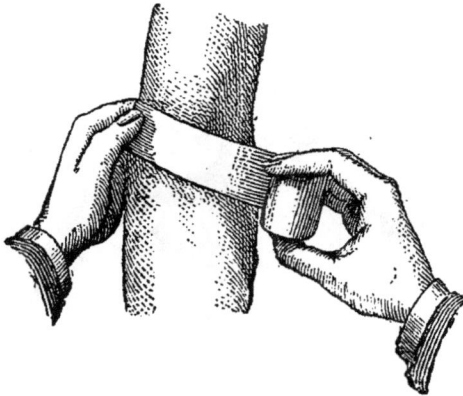

FIG. 22. — Manière de placer le chef initial.

être recouverte en passant par dessous, et ramène ce globe au point où le pouce gauche maintient le chef initial. On fait quelques tours ou *circulaires* superposés pour maintenir ce dernier solidement en serrant suffisamment. On continue l'application de la bande de gauche à droite, en faisant passer le globe d'une main dans l'autre. Chaque tour ne doit recouvrir qu'en partie le tour précédent. On ne doit dérouler la bande qu'au fur et à mesure et la maintenir tendue, pour que le bandage ne se relâche pas. On fixe le chef terminal avec une épingle dont la pointe doit être cachée sous le bandage. Les épingles anglaises ou un point de couture sont préférables.

Cette manière de procéder est applicable lorsque l'on doit recouvrir une région de calibre uniforme, ou rendue telle par l'interposition de couches d'ouate, mais pour une région de forme conique, un membre par exemple, il faut, pour éviter que

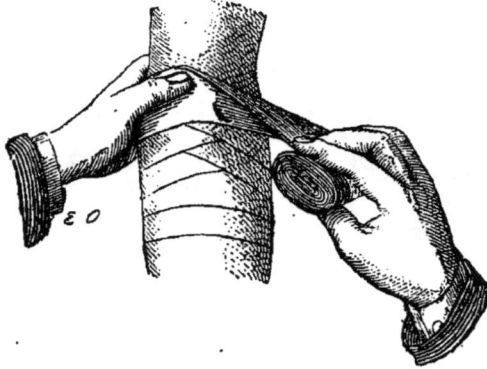

Fig. 23. — Manière de faire un renversé.

la bande presse inégalement et fasse des godets, (on dit qu'il y a des godets quand un des bords est appliqué tandis que l'autre bâille), enrouler la bande obliquement et faire des *renversés*. Pour faire un renversé, on place le pouce gauche sur la bande, on tient le globe de la main droite,

assez près du membre, on renverse obliquement
la bande sur le pouce gauche; le bord supérieur
devient inférieur, et la face antérieure devient
postérieure. On aplanit le pli formé par une pression du pouce et on recommence pour le tour
suivant. On termine par quelques circulaires.

Les renversés sont superflus avec les bandes
de tarlatane mouillée. Les godets s'applatissent
facilement en passant sur eux la paume de la
main. Ces quelques indications suffiront avec un
peu de pratique à l'ambulancière, pour placer
tous les appareils qui lui seront confiés.

Suivant la direction imprimée aux tours de
bande, on obtient les bandages circulaires,
obliques, spiraux, croisés en 8, noués, etc.

1° *Bandages circulaires.* — Les tours de
bande entourent la partie du corps en se recouvrant plus ou moins complètement. Ils sont le
plus fréquemment employés pour maintenir les
pansements.

2° *Les bandages obliques* n'en diffèrent que par
la direction inclinée imprimée aux tours de bande;
ils sont employés, surtout, pour les régions du
cou et de l'aisselle. Si le pansement doit être
appliqué sur le côté droit du cou, on commence
à ce niveau, et on passe sous l'aisselle du côté
opposé pour revenir au point de départ en passant sur le dos. Pour le côté gauche on procéde-

rait inversement. On emploie une bande de
6 mètres environ.

3° *Bandages spiraux*. — Ils contournent les
membres en pas de vis. Les tours de bande
pourront être plus ou moins imbriqués suivant
la compression à obtenir. On commence et on
finit ce bandage par quelques circulaires.

Pour les doigts, on emploie une bande étroite de
1 à 2 centimètres et on commence par quelques

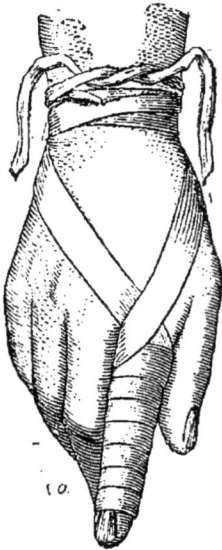

FIG. 24. — Bandage
spiral d'un doigt.

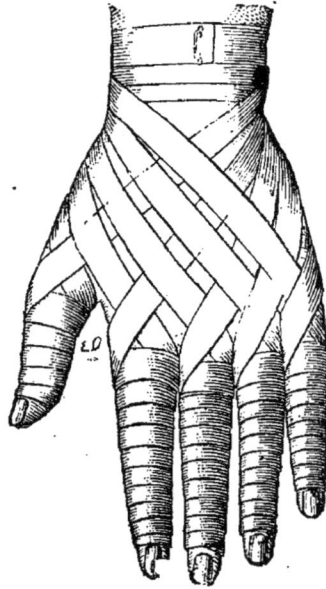

FIG. 25. — Gantelet ou spiral
de tous les doigts.

circulaires autour du poignet, puis par la face
dorsale de la main, on arrive au doigt. On conduit
la bande de la racine à l'extrémité du doigt par

quelques tours écartés, on revient ensuite à la base, et de là au poignet. On procède dans le même ordre pour la main. Pour le pied, on fait deux circulaires autour de la base des orteils, on monte au cou-de-pied par des spiraux imbriqués et renversés de haut en bas, et on termine par deux circulaires autour du bas de la jambe.

4° *Bandages croisés.* — Ils figurent un 8 de chiffre par leur entrecroisement; ils sont dénommés aussi *spicas.* On emploie une bande de 5 centimètres sur 9 mètres. Pour le pli de l'aine par exemple, on commence par deux ou trois circulaires autour de l'abdomen, puis on fait passer la bande sur l'aine vers la partie interne de la cuisse qu'on contourne en dessous; on remonte de la partie externe de celle-ci vers l'aine, et, de là, on contourne de nouveau le bassin, en superposant obliquement les jets successifs. On procède d'une façon analogue pour le spica de l'aisselle.

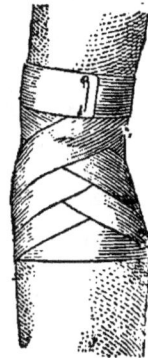

Fig. 26.
Bandage croisé du coude.

Pour le coude, une des anses embrasse le bras, l'autre l'avant-bras. Ces tours de bande viennent se croiser en avant du pli du coude.

Procédé analogue pour le genou, le poignet, le cou-de-pied.

Pour l'œil, le bandage croisé *monocle* commence par deux circulaires autour de la tête, puis, arrivé à la nuque, passe sous l'oreille du côté à recouvrir, sur la joue, et sur l'œil du même côté. On est alors revenu au front; on retourne par un renversé à la direction horizontale; on fait de nouveau un circulaire du front, et on recommence un oblique par la nuque, l'oreille et l'œil, en imbriquant sur le tour précédent. Le bandage double des yeux porte le nom de *binocle*.

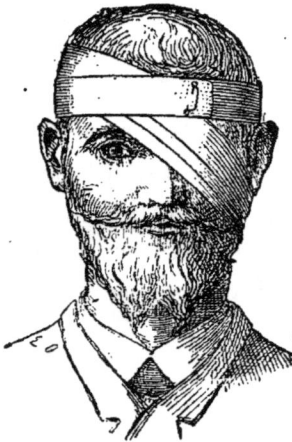

Fig. 27. — Monocle.   Fig. 28. — Binocle.

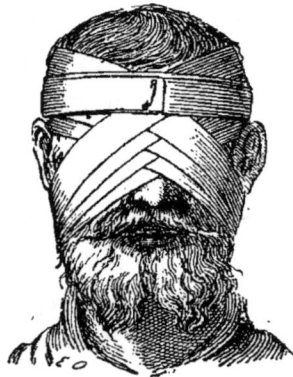

5° *Bandages pleins*. — Ils seront bien plus souvent employés par les ambulancières. On les exécute avec des pièces de linge non divisées de formes variables, carrées, triangulaires, en écharpe, en cravate, etc.

Le plus usité est l'écharpe destinée à soutenir le membre supérieur. Pour placer une

écharpe, on replie le coude à angle droit, appliqué
contre le corps. On place sous la main du membre
à soutenir le
milieu de la
base ou grand
côté du trian-
gle, les deux
extrémités
passent l'une
en avant, l'au-
tre en arrière
de l'avant-
bras. On con-
duit la pre-
mière sur
l'épaule du
côté sain, la
seconde sur

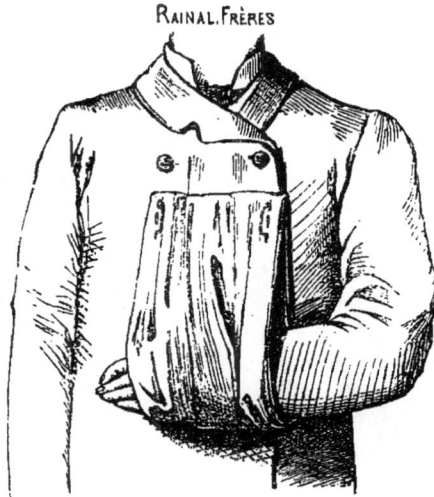

FIG. 29. — Écharpe simple.

l'épaule du côté blessé, et on les noue ensemble derrière le cou. On a soin de placer le
nœud de façon à ne pas gêner le malade dans
son lit. Le sommet dont la pointe est au coude
est replié en avant de manière à l'envelopper, et
est fixé par une épingle en plein bandage (Fig. 30).

Pour obtenir une immobilisation complète du
membre entier, on emploie la *grande écharpe
triangulaire*, dont le grand côté aura 1 mètre de
long et $0^m,70$ de hauteur. On place horizontalement la base du triangle au-dessous des seins, la
pointe tombant en bas; on ramène les deux

extrémités en arrière autour du thorax et on les noue ensemble (Fig. 62).

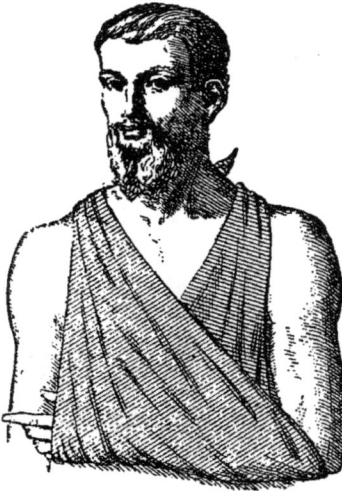

Fig. 30. — Écharpe triangulaire.

On fléchit l'avant-bras blessé, on relève sur lui le sommet du triangle et on le dirige sur l'épaule du même côté. L'avant-bras repose ainsi dans une sorte de gouttière. La pointe de l'écharpe est fixée par dessus l'épaule aux chefs horizontaux. Si cette pointe est trop courte, on réunit ces deux chefs par l'intermédiaire d'un morceau de bande solidement cousu.

6° *Bandage de corps*. — Ses indications sont très fréquentes, il est employé pour maintenir un topique sur le tronc, pour les fractures des côtes, etc. Très facile à appliquer, il est formé par une pièce de linge résistante haute de 20 centimètres et assez longue pour entourer le tronc. Une serviette ordinaire, pliée dans le sens de la longueur et à la largeur voulue, remplit fort bien cet office.

Pour l'appliquer, on glisse la partie médiane sous le malade; un aide soulève celui-ci au bassin;

on ramène les deux extrémités en avant et l'on croise les bouts que l'on maintient avec des épingles anglaises, après avoir effacé soigneusement tous les plis, Pour empêcher le bandage de se déplacer, on y ajoute des bretelles fixées sur lui en avant et en arrière.

7° *Bandage plein de la tête ou couvre-chef.* Composé d'un mouchoir carré de 60 centimètres environ de côté.

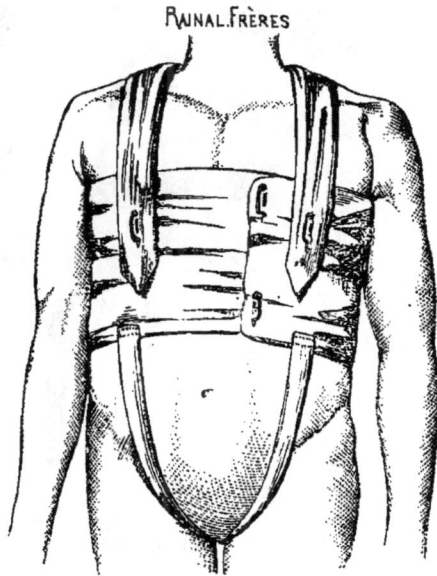

Fig. 31. — Bandage de corps.

On place le mouchoir sur la tête, de telle manière que son bord antérieur horizontal tombe jusqu'à l'extrémité du nez. On relève et on replie ce bord, de sorte que ce repli recouvre le front, puis on en ramène les deux angles derrière la tête et on les réunit par des épingles. Les deux angles postérieurs sont ramenés ensuite en avant sous le menton et on les réunit en faisant un nœud.

Nous ajouterons quelques mots pour faire connaître la *camisole de force* destinée à contenir les malades que le délire porte à nuire à eux-mêmes et aux autres (Fig. 32).

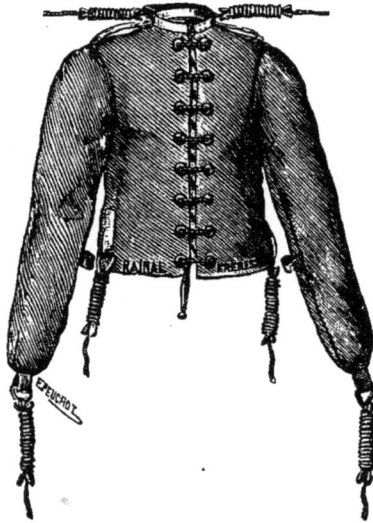

FIG. 32. — Camisole de force.

C'est une camisole de forte toile embrassant le tronc depuis le cou jusqu'aux hanches, recouvrant les membres inférieurs par deux manchons terminés par des liens. Les manches sont aussi complètement fermées. On clôt la camisole en avant par des boutonnières ou un lacet. Des pattes solidement cousues sur les épaules et les côtés du corsage, servent à fixer des liens.

Après avoir fait revêtir la camisole et l'avoir lacée, opération pour laquelle plusieurs aides vigoureux sont souvent nécessaires, on attache les liens supérieurs à la tête du lit, les liens latéraux sur les côtés et ceux des quatre membres au pied du lit. Elle doit maintenir le malade sans jamais exercer une constriction douloureuse sur ses membres. Elle ne sera placée que sur l'ordre formel du médecin.

ACCIDENTS ET COMPLICATIONS
DES PLAIES

———

1° Hémorragies.

Une des principales complications des plaies
est l'*hemorragie* ou écoulement de sang.

Toute plaie s'accompagne d'hémorragie;
celle-ci peut être *primitive* lorsqu'elle survient
au moment même où la blessure se produit;
consécutive ou *secondaire* lorsque la perte de
sang primitive ayant été arrêtée l'hémorragie
reparaît un temps plus ou moins long après la
blessure.

Les plaies de guerre par balles ou projectiles
de toutes sortes, sont parmi celles où l'hémorragie consécutive est le plus fréquente, ainsi que
nous l'expliquerons plus loin.

Les hémorragies pouvant, pour peu qu'elles
soient considérables, entraîner la mort à bref
délai, — l'hémorragie de l'artère crurale par
exemple amène la mort en trois minutes, — il
nous paraît indispensable de donner quelques

8

détails sur leur mécanisme. Ils aideront à bien comprendre et à mettre en usage d'une façon intelligente et sûre les procédés employés pour arrêter la perte de sang.

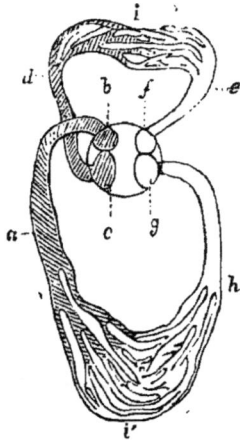

Fig. 33.

Schéma de la circulation.

b, c, f, g, cœur; *b,* oreillette droite; *c,* ventricule droit; *f,* oreillette gauche; *g,* ventricule gauche; *d, i, e,* circulation pulmonaire; *a, b, h,* grande circulation; *d,* artère pulmonaire partant du ventricule gauche pour aller au poumon; *i,* capillaires pulmonaires; *e,* veines pulmonaires rapportant à l'oreillette droite le sang oxygéné dans le poumon; *h,* artère aorte partie du ventricule gauche et allant porter le sang nourricier aux extrémités; *i,* capillaires de la grande circulation; *a,* veines de la grande circulation (veines caves) rapportant à l'oreillette droite le sang devenu impropre à la nutrition. — Les vaisseaux ombrés contiennent du sang noir, les vaisseaux en clair du sang rouge.

Le sang est en mouvement continuel dans l'organisme, il est mis successivement en contact avec l'intimité des tissus par la *grande circulation* et avec l'air extérieur dans le poumon où il se charge d'oxygène; c'est la *petite circulation* ou pulmonaire. Nous ne nous occuperons que de la première.

La *circulation* consiste en un mouvement continu du sang, dans un appareil fermé, constitué par une série de canaux ramifiés dont la propriété et les fonctions sont différentes. Cet appareil comprend : 1° un organe central, réservoir musculaire contractile, le *cœur*; 2° un système de canaux partant du cœur, ramifiés de plus en plus comme un arbre, canaux dans lesquels le sang

circule pour arriver jusqu'aux extrémités du corps
et dans l'intimité de nos organes : ce sont les
artères; 3° un système de canaux ramifiés en
sens inverse et ramenant le sang des tissus
vers le cœur : ce sont les *veines*; 4° un système
intermédiaire qui continue les artères et aboutit
aux veines en formant un inextricable réseau de
vaisseaux d'un calibre infiniment petit : ce sont
les *capillaires.*

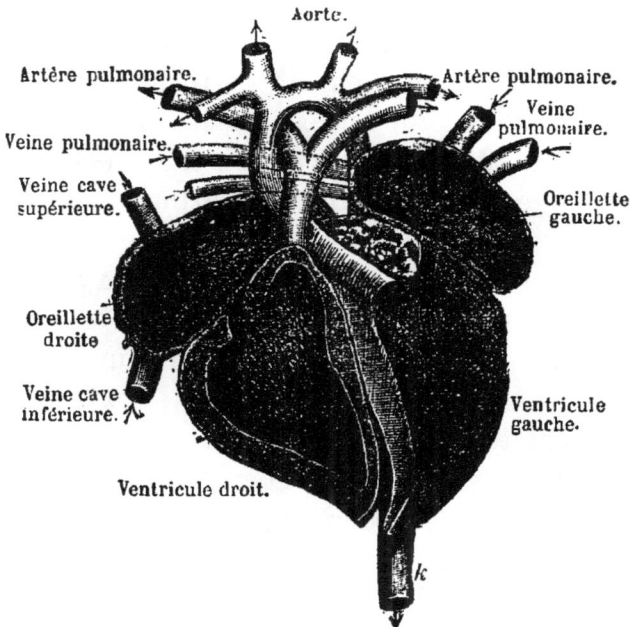

Fig. 34. — Schéma du cœur et de l'origine des gros vaisseaux.

1° *Le cœur.* — Situé vers le côté gauche de la
poitrine et dont la pointe bat à l'état normal à
deux centimètres au-dessous du mamelon gau-

che, le cœur est un *muscle creux*, ce qui veut dire que ses parois forment des cavités destinées, les unes à recevoir le sang qui arrive de toutes les parties du corps, par les troncs veineux, les autres à renvoyer par les artères une quantité de sang équivalente à celle reçue, mais qui, poussée à travers les poumons, au moyen de ce que nous avons appelé la petite circulation, a repris ses propriétés vitales en se chargeant d'oxygène.

Le liquide sanguin mis au contact des tissus leur apporte les éléments nécessaires à leur vie et à leur fonctionnement, et revient chargé des produits de cette usure intime. La nutrition des éléments de notre corps n'est, en effet, qu'un échange continu entre les particules nutritives apportées par le sang artériel, sang nourricier, et les produits de déchet, d'usure, d'oxydation de ces éléments. Le sang qui revient au cœur par le système veineux est noirâtre, impur, puisqu'il a servi à la nutrition des organes; l'oxygène qu'il contenait est consommé par un phénomène analogue à celui de la combustion. Le cœur le pousse vers les poumons par le système de la petite circulation (Fig. 33). Là, il est remis au contact de l'air par la respiration; il se charge à nouveau d'oxygène et revient au cœur qui le renvoie par les artères dans la circulation générale. Le sang oxygéné qui circule dans les artères est rouge vif, celui qui circule dans les veines est brun, ainsi que nous venons de le voir.

Le cœur agit à la façon d'une pompe aspirante
et foulante, poussant le liquide sanguin à la fois
vers les organes et vers les poumons. Ces deux
sangs étant l'un chargé d'oxygène et l'autre des
produits de déchet de l'organisme, ne doivent pas
être mélangés. Le cœur est, en conséquence,
composé de deux parties indépendantes, quoique
accolées, séparées par une cloison : d'un côté se
trouve le sang veineux, de l'autre le sang artériel.
Chacune de ces deux cavités est, elle-même,
subdivisée en deux par des valvules. La cavité
inférieure la plus puissante au point de vue de la
contraction musculaire qui chasse le sang dans
les artères est le *ventricule*. Il est surmonté d'un
réservoir où afflue le sang dans l'intervalle de
deux contractions, c'est l'*oreillette*. Les valvules
se ferment pendant la contraction pour que le
sang qui a pénétré dans le ventricule ne puisse
refluer dans l'oreillette.

2° *Les artères* sont des canaux extensibles à
parois élastiques et contractiles qui, sectionnés en
travers, se maintiennent béants comme un petit
tuyau de caoutchouc.

Les petites artères sont, toutefois, moins
élastiques que celles de plus gros calibre. Le sang
qui s'écoule par une plaie artérielle ne peut
donc avoir aucune tendance à s'arrêter spontanément, puisque son orifice d'échappement reste
ouvert.

3° *Les veines* sont, au contraire, beaucoup moins rigides ; quand elles sont coupées, leurs parois s'affaissent et tendent à s'accoler ; la lumière du vaisseau blessé est alors fermée ou au moins diminuée.

4° *Les capillaires* forment un réseau infini, microscopique, répandu dans tous les organes et tissus, en mailles plus ou moins serrées. Leur structure des plus simples ne comporte aucun élément anatomique qui leur permette de se contracter ou de revenir sur eux-mêmes par leur élasticité.

La circulation se fait de la façon suivante : Le sang rouge contenu dans le ventricule gauche du cœur est poussé par une contraction dans les artères, et de là, de proche en proche, dans les plus petits vaisseaux jusqu'aux capillaires ; il sert là à la nutrition des tissus. Il passe ensuite sous l'influence de la pression des ondes refoulées par les contractions successives du cœur dans les veines, qui le ramènent dans *l'oreillette droite*. De là, il tombe dans le ventricule droit dont les contractions le poussent jusque dans le poumon par les *artères pulmonaires*. Les artères pulmonaires contiennent donc, on le voit, du sang noir à l'inverse des artères de la grande circulation. Après s'être oxygéné et être redevenu rouge, il revient par les veines pulmonaires dans l'oreillette gauche, puis tombe dans le ventricule gauche, où une nouvelle contraction le refoule dans les artères de la circulation générale. Il a donc accompli à ce moment un cycle complet.

Les contractions du cœur s'accomplissent d'une façon régulière au nombre de 60 à 70 par minute et se répercutent de proche en proche par les parois des artères jusqu'à l'extrémité des membres; c'est ce qui donne lieu au phénomène du *pouls* qui n'est autre que la dilatation de l'artère, dont le tissu, nous l'avons vu, est élastique, sous l'influence de l'ondée sanguine poussée par chaque contraction cardiaque. Si au dessous de l'artère se trouve un os, comme au poignet, par exemple, elle ne peut se dilater qu'en avant; on perçoit donc plus nettement son mouvement à ce niveau. Voilà pourquoi le pouls renseigne, d'une manière absolue, sur le nombre, la régularité et la qualité des contractions du cœur.

Lorsque les contractions du cœur s'affaiblissent, il se produit la *syncope* ou perte de connaissance; si les battements du cœur s'arrêtaient complètement, la mort surviendrait au bout de peu de temps.

Quand le sang s'écoule à l'extérieur par une plaie, c'est, nous l'avons vu, l'*hémorragie*. Mais, ce sang ne reste pas longtemps liquide : une fois épanché au dehors, il se caille, c'est la *coagulation*, et c'est grâce à ce phénomène que les hémorragies peuvent être arrêtées avant que la totalité du sang ne soit écoulée. Quand il sort d'une plaie, il tend à se coaguler à mesure qu'il se trouve au contact de l'air et forme un bouchon sur la plaie ou *caillot*.

Lorsque l'hémorragie est artérielle, lorsqu'une artère est ouverte, la coagulation du sang ne saurait se produire spontanément et s'opposer à l'écoulement, car sous l'influence des poussées cardiaques successives la perte de sang est trop considérable et trop rapide.

Le but qu'on se propose en présence d'une hémorragie est donc de mettre un obstacle à l'écoulement du sang, en déterminant la formation d'un caillot soit au dehors, soit au dedans du vaisseau blessé.

2° Variétés d'hémorragies.

D'après ce que nous venons de voir, il est facile de comprendre que les hémorragies n'auront pas les mêmes caractères, suivant qu'elles se produiront par lésions des artères, des veines ou des capillaires.

Dans une hémorragie des capillaires, vaisseaux très petits qui ne sont même pas visibles à l'œil nu, le sang s'écoulera doucement en nappe rosée et en quantité modérée; il formera des caillots mous et peu résistants, formation que facilitera un pansement compressif.

Dans les veines, nous avons vu que la pression était moins forte que dans les artères, et leurs parois étant moins élastiques, les pulsations ne s'y feront plus sentir ; le sang de couleur rouge brun sortira donc en bavant, ou sans jet saccadé, en quantité plus ou moins considérable suivant le calibre du vaisseau lésé.

Ainsi que nous l'avons vu, le sang contenu dans le système veineux vient des extrémités et se dirige vers le cœur : aussi toute compression exercée sur une veine entre l'organe central et la plaie ne pourra faire qu'augmenter l'hémorragie, tandis qu'au contraire elle s'arrêtera si on comprime la veine entre les extrémités et la plaie.

Le sang qui s'échappe d'une artère est de couleur rouge vermeil, il s'élance en jets intermittents, saccadés, correspon-

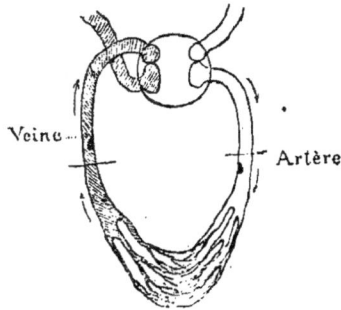

Fig. 35. — Les flèches indiquent le cours du sang dans les deux ordres de vaisseaux; les traits transversaux représentent le plan de section de ces vaisseaux. On comprend par le seul examen de cette figure schématique que pour les artères il faudra comprimer *au-dessus* du plan de section, tandis que pour les veines ce sera *au-dessous*.

dant aux battements du pouls, à moins cependant que la plaie ne soit profonde et anfractueuse et que l'artère coupée ne soit située trop profondément; le jet est, dans ce cas, amorti par les anfractuosités de la plaie et les saccades ne peuvent être perçues. Une compression énergique établie entre le cœur et la plaie arrête l'hémorragie, puisque le sang artériel circule du cœur vers les extrémités; encore faut-il que cette compression soit suffisante pour aplatir le calibre du vaisseau lésé.

Il va sans dire que, dans une plaie un peu considérable, les trois ordres de vaisseaux seront lésés simultanément dans une proportion variable, mais, c'est toujours l'hémorragie artérielle qui prédomine comme importance, car, nous l'avons vu, elle n'a aucune tendance à s'arrêter spontanément.

3° Hémostase.

C'est le nom qu'on donne aux procédés employés pour arrêter une hémorragie.

Le rôle de l'ambulancière consiste à arrêter ou au moins à modérer tout écoulement de sang, qui se produira, pour permettre d'attendre l'arrivée du chirurgien (qu'elle fera prévenir *sans le moindre délai*) ; par sa présence d'esprit, elle évitera beaucoup d'accidents, la moindre hésitation pouvant avoir des conséquences fatales.

*Elle ne se départira jamais des règles rigou-
reuses de l'antisepsie* dont nous avons essayé de
faire comprendre l'importance ; leur oubli pourrait
entraîner à sa suite l'infection de la plaie avec
toutes ses conséquences.

On ne doit, sous aucun prétexte, user des
médicaments dits hémostatiques, tels que perchlo-
rure de fer, arnica, etc. Toutes ces substances
augmentent les chances d'infection des plaies,
exposent aux hémorragies secondaires et aux
suppurations.

Les absorbants (amadou, éponges fines, etc.)
ne devront être employés que pour des hémorragies capillaires peu importantes.

Parmi les moyens hémostatiques utilisables
pour les pertes de sang peu graves, on peut sans
inconvénient indiquer la *position*. L'élévation du
membre blessé suffit quelquefois pour arrêter
l'écoulement. L'eau très froide peut d'autres fois
donner des succès. Pour les petites plaies superficielles, on en rapprochera les bords au moyen
de bandelettes de gaze antiseptique imprégnée
de collodion. Tous ces petits moyens suffisent,
en général, quand il s'agit d'hémorragies capillaires et de la plupart des hémorragies des petites
veines : pour ces dernières, on aura en outre la
ressource de la compression du membre entre
l'extrémité du corps et la plaie, et enfin celle du
tamponnement dans la plaie qui se pratiquera de
la même façon que pour une hémorragie artérielle.

La flexion forcée d'un membre peut aussi contribuer à arrêter dans certains cas l'écoulement du sang.

Pour les *hémorragies artérielles*, nous ne parlerons que des moyens pouvant être employés par l'ambulancière; le principal en effet, c'est-à-dire la ligature, étant une opération délicate nécessitant toute l'habileté du chirurgien.

Le moyen le plus usité est la compression, qui peut se faire soit dans la plaie (directe), soit entre la plaie et le cœur (indirecte), sur le trajet du vaisseau divisé.

Compression directe.

1º *Compression digitale.* — Le premier moyen à employer contre une hémorragie considérable est de placer la pulpe d'un ou de plusieurs doigts (soigneusement rendus aseptiques) dans le foyer même de l'écoulement sanguin. Ce moyen n'est évidemment que transitoire, mais il pare au premier danger. C'est la compression *digitale*; elle doit être employée sans hésitation et maintenue jusqu'à l'arrivée des secours.

2º *Tamponnement.* — Il se pratique au moyen de tampons de gaze phéniquée ou sublimée ou

iodoformée avec lesquels on bourre la plaie après
en avoir débarrassé le fond de tous les caillots
qui ont pu s'y former. On maintient la compression de l'artère par la pulpe de l'index, que l'on
n'enlève qu'après l'application d'un premier tampon. On superpose ensuite, de manière à remplir
la plaie, des tampons de plus en plus volumineux,
jusqu'à ce qu'elle soit comblée; et on maintient
le tout à l'aide d'un pansement. Si la plaie est
anfractueuse et profonde, on aura soin de compter
le nombre des tampons introduits de manière à
éviter toute erreur lors du renouvellement du
pansement.

3° *Forcipressure*.
— Ce procédé est,
en principe, ré-
servé au chirur-
gien, et ne sera
employé qu'en cas
de nécessité absolue
par l'ambulancière.
Il consiste à placer
une pince sur l'ex-
trémité de l'artère
sectionnée. C'est
une véritable opé-
ration, car sauf de
rares exceptions, le

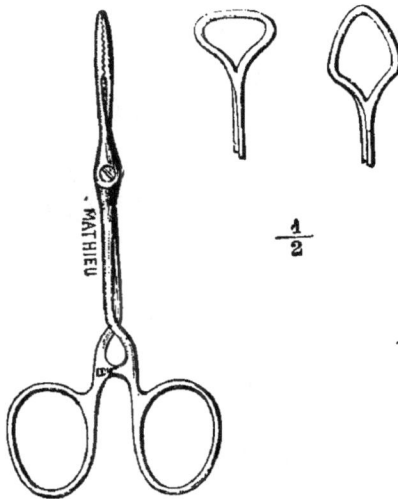

Fig. 36.
Pinces hémostatiques de Péan.

vaisseau est enfoncé dans l'épaisseur des tissus et
son orifice béant est difficile à atteindre. Il faut

donc aller à sa découverte dans la profondeur de
la plaie au milieu du sang épanché. On le saisit
alors entre les mors d'une pince que l'on met au
cran d'arrêt. La pince de Péan rend à cet égard
les meilleurs services.

Compression indirecte.

Celle-ci se pratique lorsque le tamponnement a
échoué et que la ligature ne peut être faite de
suite; elle s'appli-
que sur le trajet de
l'artère en un point
déterminé, dit
point d'élection, où
le vaisseau repose
sur un plan osseux
et où les battements
indiquent qu'il est
superficiel.

Il sera bon d'étu-
dier et de connaître
à l'avance ces lieux
d'élection qui sont
invariables pour
chaque artère; on
évitera ainsi, le cas

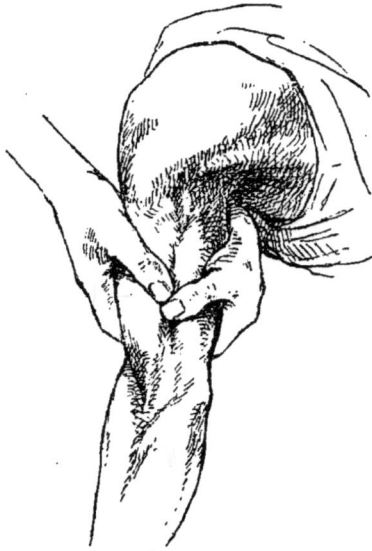

Fig. 37. — Compression digitale
de l'artère humérale.

échéant, de perdre un temps précieux en hésita-

tions et tâtonnements. Cette méthode est employée
presqu'exclusivement pour les membres. Au membre supérieur, la compression peut être faite dans
la partie interne du bras, au niveau du tiers
supérieur au-dessous du bord antérieur de l'aisselle
(Fig. 37), en soulevant le muscle biceps qui fait
une saillie connue de tout le monde. Lorsqu'on
fait fléchir fortement l'avant-bras sur le bras,
l'artère se trouve comprimée au niveau du pli du
coude sur l'os du bras ou humérus. Ce procédé
d'attente donne de bons résultats dans les cas
d'hémorragies par plaies du coude.

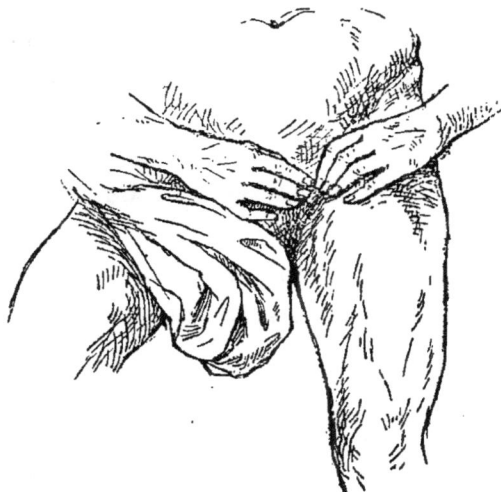

Fig. 38.

Compression digitale de l'artère fémorale.

Au membre inférieur, on comprime l'artère
au milieu du pli de l'aine, sur le point où la

grosse artère fémorale permet de percevoir ses battements (Fig. 38).

1° *Compression digitale.* — Elle se pratique avec la pulpe des quatre derniers doigts réunis sur la même ligne et placés sur le trajet du vaisseau ; on peut au besoin aider avec les quatre doigts de l'autre main.

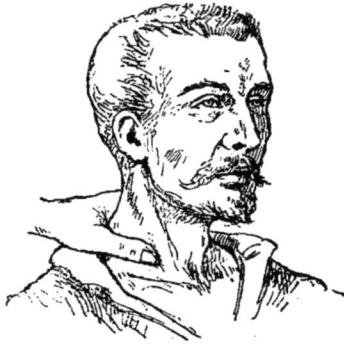

La compression doit se faire d'une façon modérée, mais continue, sans effort. Il est évident que ce n'est là qu'un procédé temporaire.

Fig. 39.
Compression de la carotide au cou.

2° *Compression mécanique.* — On y supplée par divers appareils mécaniques, dont voici les principaux :

a) *Garrot.* — Le plus simple a reçu le nom de garrot. Il se compose d'une pelote placée sur le trajet de l'artère, d'un lien qui entoure le membre et se noue au point opposé à la pelote sur une plaque de carton, de tôle, etc. On glisse, au côté opposé à celui où l'on veut exercer la compression entre ce lien et la peau, un bâtonnet que l'on fait tourner sur lui-même jusqu'à ce que le lien soit suffisamment serré.

Cet appareil peut facilement s'improviser, et, c'est surtout sur le champ de bataille qu'il trouve son emploi. La pelote peut être suppléée par une bande roulée, un caillou rond, etc. Le lien peut être une cravate, une corde, une bande, un ruban.

b) *La pelote de Larrey* se compose d'une pelote

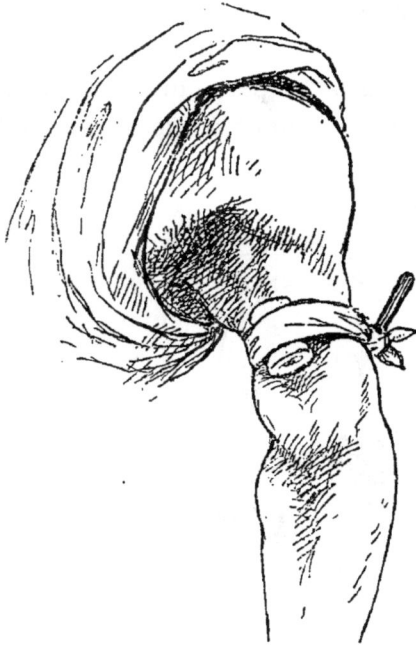

Fig. 40. — Garrot.

à appliquer sur le trajet du vaisseau et qui est fixée au moyen d'un lac à boucles qui entoure le membre et que l'on peut serrer à volonté; il faut isoler la boucle des tissus, où mieux la fixer juste au-dessus de la pelote.

c) *Tourniquet à baguettes.* — Il se compose de deux baguettes solides de 30 centimètres de longueur, réunies à l'une de leurs extrémités

par un lien, et laissant entre elles un certain
écartement un peu inférieur au diamètre du
membre (Fig. 41 et 42).

Pour appliquer cet appareil, on place une
baguette perpendiculairement sur le trajet de
l'artère du côté opposé. Les extrémités libres sont

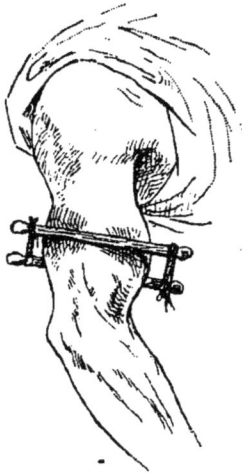

FIG. 41.

Tourniquet à baguettes placé
sur le membre supérieur.

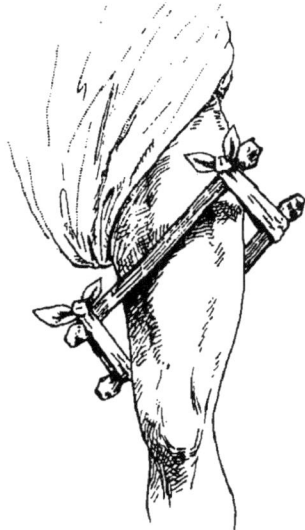

FIG. 42.

Le même placé sur le
membre inférieur.

attirées l'une vers l'autre par un nouveau lien,
jusqu'à ce que la compression soit suffisante.
Cet appareil a l'avantage de ne pas entraver la
circulation dans toute la circonférence du
membre, puisque ses points de contact sont

limités. Ce n'est évidemment qu'un appareil de fortune; il est péniblement supporté.

d) Bande de Nicaise. — On pratique la compression d'une façon beaucoup plus efficace, surtout dans les hémorragies qui menacent l'existence, avec une bande de caoutchouc longue de 1 mètre environ, large de 5 centimètres, munie, à l'une de ses extrémités, d'un crochet, et à l'autre extrémité, sur sa face externe, d'une série d'anneaux qui permettent de serrer à volonté. Cette bande, enroulée de l'extrémité du membre vers la racine, le serre complètement en empêchant l'afflux du sang, mais elle ne saurait rester en place très longtemps, sans exposer le membre à la gangrène.

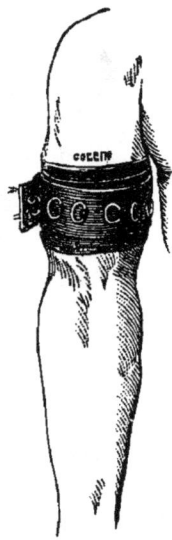

Fig. 43.

Bande de Nicaise.

On utilise encore *la bande d'Esmarch*, qui se compose d'une bande de caoutchouc longue de 8 mètres et large de 6 centimètres, et d'un tube de caoutchouc rouge du volume du pouce, terminé à une extrémité par un crochet et à l'autre par une chaînette (Fig. 44).

Pour l'appliquer on commence par élever le membre pendant trois minutes environ, on enroule ensuite la bande de caoutchouc depuis l'extrémité des doigts qu'on a entourés d'ouate,

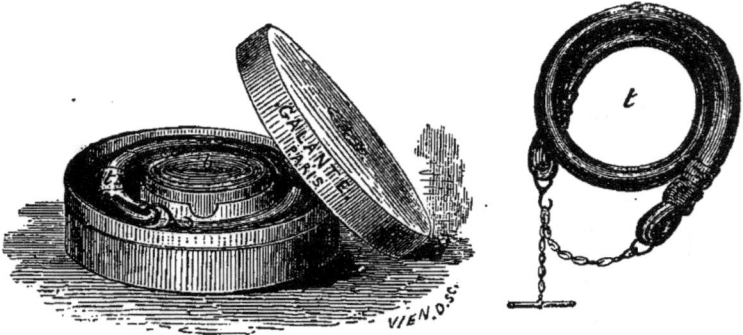

Fig. 44. — Bande d'Esmarch dans sa boîte.

b, Bande destinée à recouvrir le membre ; t, tube terminal avec son crochet.

jusqu'à la racine du membre. La bande étant élastique, s'applique exactement sans qu'on soit obligé de recourir à des renversés. Sur les derniers tours, on enroule circulairement le tube de caoutchouc rouge qui accompagne l'appareil, en le tendant vigoureusement; on saisit alors le chef initial de la bande qu'on a

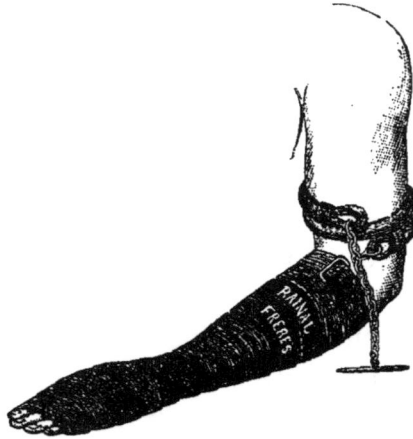

Fig. 45.—Appareil d'Esmarch en place.

laissé libre et on déroule la bande. Le tube serré
arrête le cours du sang, mais il ne saurait, sans
danger, rester en place plus d'une heure.

Quand les blessés sont affaiblis par l'hémorragie, les soins généraux ne doivent pas être
négligés; ils consistent principalement dans un
repos complet, l'administration de boissons acidu-
lées, froides, de stimulants (alcool, thé), de potions
à l'opium, à l'ergot de seigle, prescrites par le
médecin.

4° Hémorragie nasale.

En terminant ce chapitre, disons quelques mots
du traitement du saignement de nez ou *épistaxis*,
qui peut devenir quelquefois assez abondant pour
constituer un danger.

Dans les cas légers, l'épistaxis tend à s'arrêter
de lui-même; il suffit de recommander de ne pas
se moucher. S'il persiste, on débarrasse le malade
des vêtements qui serrent le cou, on l'expose à
l'air frais, la tête élevée, et on applique des
compresses d'eau froide sur la nuque et le front;
on peut ajouter des sinapismes sur les membres.
On peut aussi faire lever le bras correspondant à
la narine qui saigne et le maintenir dans cette
position. Si on échoue, on place dans la narine

un tampon d'ouate ou d'amadou, et s'il ne donne pas de résultat, on aura recours au chirurgien qui pratiquera le *tamponnement régulier*.

5° Syncope.

Un accident qui suit fréquemment l'hémorragie est la perte de connaissance ou *syncope*, qui est due à une suspension momentanée des battements du cœur et une interruption de la respiration, des mouvements et de la sensibilité. Le sang cesse alors, en effet, de nourrir le cerveau. La syncope peut être subite ou débuter par du malaise, le visage et les lèvres deviennent pâles, tout le corps se couvre de sueurs froides, les yeux se voilent comme d'un nuage, les pulsations du cœur deviennent imperceptibles, la respiration se ralentit, tout le corps s'affaisse comme une masse inerte.

La première mesure à prendre, c'est de tâcher de ramener du sang au cerveau; il faut donc coucher horizontalement l'individu à terre ou sur un lit, en mettant la tête plus basse que le corps. On desserre tous les vêtements qui peuvent entraver la respiration.

On favorise ensuite l'accès de l'air; on transporte au besoin l'individu dans un endroit frais.

On peut lui faire respirer de l'éther ou de l'ammoniaque si on en a sous la main.

*On fouette vigoureusement le visage et le haut
de la poitrine avec un linge trempé dans l'eau
froide.*

On peut ajouter s'il est nécessaire des frictions
énergiques avec des ˗flanelles chaudes, des
sinapismes promenés sur les membres, etc.

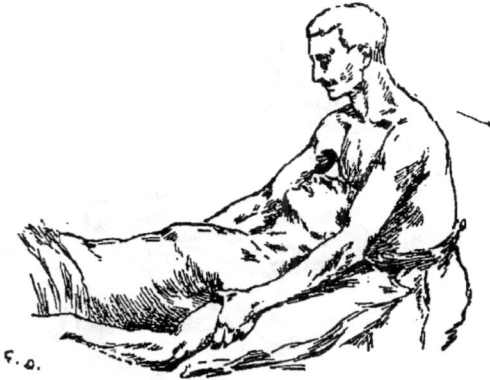

FIG. 46. — Respiration artificielle (1er temps).

Respiration artificielle. — Si ces moyens ont
échoué, il faut recourir à la respiration artificielle
et la pratiquer avec méthode et sang-froid. On se
rappellera que, même au bout de plusieurs heures,
elle peut ranimer un individu en état de mort
apparente, un noyé par exemple.

On étend le malade sur le dos en lui soulevant
les épaules au moyen d'un coussin dur ; on lui
ouvre largement la bouche et on attire la langue
à l'extérieur.

Un aide maintient les jambes du malade, un
autre se place derrière la tête, saisit les bras à la
hauteur des coudes, les avant-bras étant reployés
sur les bras; il les appuie assez fortement sur
les parois de la poitrine, puis les écarte et les
porte rapidement au dessus de la tête, en décrivant
un arc de cercle (1ᵉʳ temps et 2ᵉ temps); il les

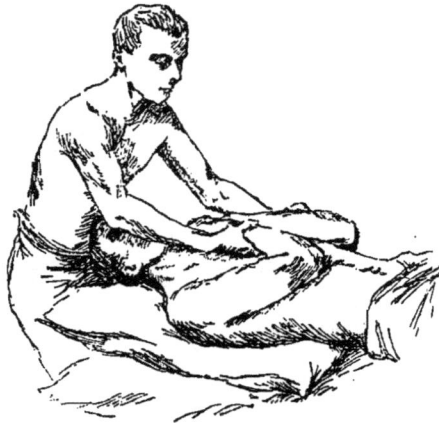

Fig. 47. — Respiration artificielle (2ᵐᵉ temps).

ramène ensuite à leur position première, en pressant encore sur les parois de la poitrine (3ᵉ temps).
On répète ces mouvements alternativement, hardi-
ment et avec persévérance, environ *quinze fois*
par minute, jusqu'à ce que le malade respire.

Un autre procédé consiste à exercer, à l'aide des
mains posées à plat sur les côtés de la poitrine,
vers le rebord des fausses côtes, des compressions

momentanées, légères, alternant avec des rémis-
sions d'égale durée, et répétées environ quinze
fois par minute, de façon à imiter les mouvements
de la respiration.

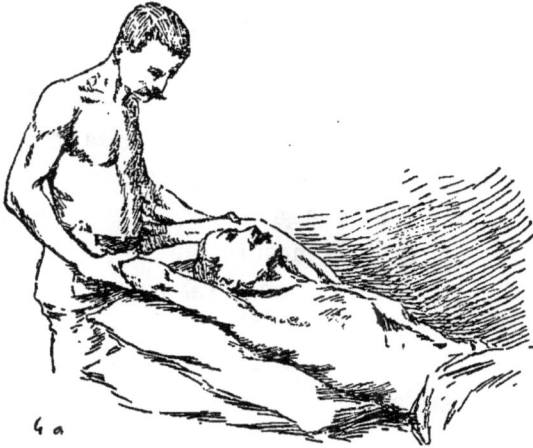

FIG. 48. — Respiration artificielle (3ᵐᵉ temps).

Lorsque le malade aura repris connaissance,
il faudra le réchauffer par des frictions, etc., et
lui administrer une boisson stimulante.

6° Érysipèle.

Une autre complication des plaies est l'érysipèle. C'est une maladie infectieuse due à la pénétration dans une plaie d'un microbe bien connu
aujourd'hui. L'érysipèle s'observe plus particu-

lièrement dans les plaies de la face et du cuir chevelu.

Il est très contagieux; sa présence dans un service de blessés est un grave inconvénient et peut donner lieu à une véritable épidémie qui de proche en proche peut envahir tout le service.

Au début, on note une fièvre violente, précédée d'un frisson, de vomissements, etc. La plaie prend un aspect tuméfié, la cicatrisation s'arrête si elle est commencée. Il se forme tout autour une plaque d'un rouge vif qui s'étend de plus en plus au fur et à mesure de l'invasion microbienne et est limitée par un rebord net, légèrement festonné et faisant sous la peau une saillie facilement perceptible au doigt de l'explorateur.

Le blessé atteint d'érysipèle doit être rigoureusement isolé. Le chirurgien instituera le traitement voulu.

Après guérison, la literie, le linge et la salle d'isolement seront soigneusement désinfectés. Le malade sera soumis à de grands bains et la région atteinte sera lavée avec des solutions de sublimé.

7° Tétanos.

Cette complication, trop souvent mortelle, débute par de la fièvre, de la contracture permanente de la mâchoire; les deux arcades dentaires sont serrées convulsivement l'une contre l'autre. La contracture s'étend ensuite aux muscles de la nuque pour gagner de là progressivement tous les muscles. Le corps est alors cambré et plié du côté des muscles contracturés. La déglutition est également gênée et la respiration entravée.

Dès que l'affection est déclarée, il faut se hâter d'insinuer un coin de liège entre les mâchoires afin de pouvoir toujours alimenter le malade. On profitera des moments où la contracture se relâche, pour donner de la nourriture à l'aide d'un biberon.

On isolera le blessé, car la moindre excitation, bruit, lumière, conversation, secousses ou mouvements imprimés, etc., détermine une nouvelle crise de contracture.

8° Gangrène.

C'est la mortification des tissus; quand elle est très étendue on l'appelle plutôt sphacèle. Elle est due à l'arrêt plus ou moins complet de la circulation du sang. Les tissus, ne pouvant plus être nourris, meurent. Si l'arrêt est absolu, on a la *gangrène sèche;* si l'arrivée du sang est seulement insuffisante, c'est la forme dite *gangrène humide.* Elle est fréquente dans les plaies contuses où les vaisseaux sont plus ou moins détruits et dont les parois altérées par l'écrasement ne laissent plus arriver une quantité suffisante de liquide nutritif, de sang.

La peau commence par pâlir; elle se marbre de taches bleuâtres, sur lesquelles les veines se dessinent en lignes rougeâtres. La partie atteinte se refroidit, se gonfle et devient insensible.

Les plaques gangrenées se nomment *eschares*; elles se produisent non seulement dans les plaies, mais encore et fréquemment par compression de de la peau chez les malades affaiblis et dont la nutrition se fait mal (fièvre typhoïde par exemple). Les eschares siègent alors aux points où le frottement continuel irrite la peau ou aux points qui pressent directement sur la couchette, au bas des reins, aux chevilles, aux coudes, etc.

L'eschare, dans ce cas, débute par une rougeur sombre de la peau, à laquelle succède une ampoule qui se crève bientôt, laissant une plaie qui se creuse, s'étend de plus en plus, et se recouvre d'une croûte noirâtre.

Il est beaucoup plus facile d'empêcher la production des eschares que de les guérir. L'ambulancière devra y porter toute son attention, car c'est une cause d'affaiblissement, de souffrances et souvent le point de départ d'érysipèles gangreneux, la mortification des tissus s'étendant de plus en plus loin. Chez les malades dont le séjour au lit doit être prolongé, il faut éviter que le corps ne repose continuellement sur les mêmes points. On les changera donc de position tantôt d'un côté, tantôt d'un autre. Les draps et les alèzes doivent être bien tirés et sans aucun pli. Les coussins de caoutchouc sont d'excellents préservatifs et mieux encore les coussins ou les matelas à eau. La propreté de la peau sera toujours bien maintenue ; on préviendra le contact de l'urine et des déjections par de fréquentes ablutions. On pourra faire des lotions avec du vin aromatique et saupoudrer la peau de poudre d'amidon ou de talc.

Si malgré ces soins, on prévoit, en voyant la rougeur de la peau, qu'une eschare va se produire, il faudra faire des lavages répétés et essuyer soigneusement avec un linge fin. On peut aussi prendre un rond d'amadou percé à son centre d'un trou égal à la plaque rouge, qu'on applique sur la peau, on le maintient en place en lui superposant un rond de diachylon percé d'un trou de dimension égale, mais débordant l'amadou dans toute sa circonférence.

Si l'eschare se produit, on la lavera au moins une fois par jour avec un liquide antiseptique ; on la saupoudrera ensuite de poudre de quinquina, puis on la couvrira d'une couche de gaze et d'ouate. Le tout sera maintenu par un bandage approprié à la région.

BRULURES

Les brûlures peuvent être produites par des corps solides ou liquides enflammés, par des liquides bouillants, des explosions de gaz, des métaux chauffés à rouge, etc...

La gravité des brûlures peut varier suivant leur étendue, leur profondeur et l'importance des organes atteints.

Au point de vue pratique on en reconnaît trois degrés principaux :

Le *premier degré* détermine la rubéfaction. C'est la brûlure la plus superficielle; la peau est rouge, congestionnée et douloureuse.

Au *second degré*, il y a vésication, ce qui veut dire que l'épiderme est soulevé; il se forme des ampoules (ou phlyctènes) comme celles que produit un vésicatoire. Cette forme détermine également une vive douleur.

Au *troisième degré*, il se produit de l'escharification ou mortification des tissus. L'eschare pourra être plus ou moins profonde suivant l'intensité de la brûlure.

Traitement des brûlures.

Premier degré. — Un bain froid, ou, à son défaut, l'application de linges froids, apaiseront la douleur. On peut aussi enduire la brûlure de vaseline boriquée qu'on recouvre d'une couche d'ouate mince retenue par un bandage. On pourra laisser en place plusieurs jours, jusqu'à la guérison.

Quand la brûlure au premier degré est peu étendue, on peut se contenter de la recouvrir d'une couche de collodion, qui la soustrait au contact de l'air et calme ainsi la douleur.

Deuxième degré. — A ce degré les brûlures peuvent, quand elles sont très étendues, avoir une certaine gravité.

On aura donc soin de ne pas déchirer les ampoules en déshabillant le blessé. On lavera la brûlure avec une solution boriquée; on pourra également administrer un bain tiède prolongé, puis on ouvrira les ampoules à leur partie déclive avec des ciseaux ou avec une épingle aseptique, en ayant soin de ne pas arracher la peau soulevée qui se recollera d'elle-même.

On fera un pansement avec de la vaseline boriquée ou de l'acide borique en poudre. Le tout recouvert d'une couche d'ouate et d'un bandage approprié.

Troisième degré. — Nous venons de voir que dans ce cas des eschares sont produites; c'est donc dire qu'il faut prendre de grandes précautions antiseptiques afin d'échapper à l'infection. La plaie sera lavée à la solution boriquée à 4 pour 100 ou sublimée à 4 pour 1000. On la recouvrira d'un pansement composé de plusieurs couches de gaze iodoformée et d'ouate hydrophile.

On renouvelle ce pansement au bout de huit jours; s'il vient à se souiller avant ce temps, on remplacera l'ouate, mais la gaze iodoformée sera laissée en place. Il faut avoir soin, quand les blessures sont étendues, pour éviter l'intoxication, de ne pas employer des quantités trop considérables d'iodoforme.

L'ambulancière portera toute son attention sur la marche de la cicatrisation dans les brûlures, car les parties voisines atteintes ont une tendance à s'accoler en se cicatrisant; il faut donc éviter absolument de les laisser en contact. Dans les brûlures de la main ou du pied, on pansera isolément chaque doigt en l'entourant d'ouate; pour les membres, on les mettra en extension, et, pour le bras, on aura soin de l'isoler du tronc en mettant du coton dans le creux de l'aisselle.

Quant aux cicatrices vicieuses résultant de la rétraction si considérable des cicatrices de brûlure, c'est au chirurgien qu'incombera le soin de les éviter ou de les traiter.

Si les blessés sont abattus, on donnera un traitement tonique et excitant (café, thé, alcool, injections sous-cutanées d'éther, etc.).

GELURES

L'action du froid sur les tissus est semblable à celle de la chaleur et détermine des accidents analogues.

Au premier degré, on rencontre de la rougeur sombre et du gonflement de la peau, c'est l'*engelure*; au second degré, la tuméfaction s'accentue, il se produit des gerçures et des crevasses; au troisième degré, la peau devient violacée, puis pâle, insensible et dure. C'est la *gelure* proprement dite.

Pour traiter une gelure, il faut de grandes précautions afin de ne pas réchauffer trop rapidement la région gelée, ce qui amènerait infailliblement la gangrène.

Il faut placer le blessé dans une chambre à basse température; on frictionnera la région avec de l'eau froide ou de la neige s'il y en a. Quand on constate que la sensibilité réapparaît, on emploie de l'eau un peu plus tiède, mais pas chaude ; on pratique également des frictions sèches et on enveloppe le blessé avec des couvertures.

Le traitement stimulant ne devra pas être négligé et on se servira efficacement des boissons chaudes (vin, thé, café, punch, etc.).

FRACTURES

1° Fractures en général.

Tous les os du corps ne se ressemblent ni comme forme, ni comme résistance : les uns sont *courts et épais* (os du poignet et du cou-de-pied, os de la colonne vertébrale), les autres *larges et plats* (os du crâne), d'autres *longs et durs* (os des membres).

On donne le nom de *fracture* à la brisure violente d'un os, partielle ou complète.

Les os longs sont ceux dont la fracture est le plus fréquente. Sous l'influence d'un choc ou d'un projectile, la partie moyenne des os des membres composés de tissu compact se brise net, et présente souvent, en outre, des *fêlures* qui peuvent s'étendre sur une plus ou moins grande longueur de l'os ; les fêlures sont moins étendues dans les fractures des os courts et des os plats. Il est rare que les os se brisent sans dentelures qui peuvent irriter les tissus mous du voisinage. Ces dentelures devront, au moment où les os brisés seront remis au contact, c'est-à-dire seront *réduits*, s'engrener les unes dans les autres, de manière à rétablir la continuité naturelle et normale de la colonne osseuse.

Les blessés atteints de fractures arriveront dans les établissements de la Société de secours déjà munis d'un premier appareil plus ou moins improvisé suivant les circonstances. Le traitement des fractures nécessite toujours l'intervention du chirurgien. Il est cependant utile pour les ambulancières de connaître les caractères des fractures tout en évitant de les rechercher sur les membres blessés.

Les fractures de guerre sont de deux ordres différents : celles résultant de chutes, d'accidents quelconques, et celles dues à l'action des projectiles. Les premières seront dans la généralité des cas sans plaies, c'est dire que le foyer (1) de la fracture étant recouvert par la peau et les tissus environnants plus ou moins intacts mais sans solution de continuité, ne sera pas en communication avec l'air extérieur et ne présentera donc

---

(1) On donne le nom de *foyer* de la fracture au point de brisure de l'os.

pas de danger d'infection : c'est une *fracture simple*. Dans la plupart des autres, lorsque l'accident ou le projectile ont détruit les tissus et formé une plaie, le foyer de la fracture commu-

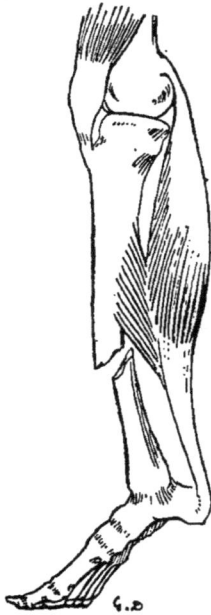

nique avec l'air extérieur; la fracture est dite alors *compliquée*. Elle est beaucoup plus grave que la précédente à cause des dangers d'infection et de suppuration. Ces fractures compliquées sont les plus fréquentes en chirurgie de guerre. Généralement, les tissus environnant le foyer de la frac-

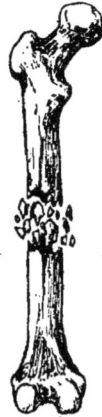

FIG. 49. — Schéma d'une fracture simple de la jambe.

FIG. 50. — Schéma de fracture comminutive produite par balle de petit calibre à une distance inférieure à 300 mètres.

ture sont plus ou moins gonflés et enflammés. Quand sur une certaine étendue l'os est brisé en un grand nombre d'éclats, on dit que la fracture est *comminutive*.

La fracture se produit le plus souvent au point où a porté le choc : c'est la fracture *directe;* mais elle peut se produire aussi en un endroit

éloigné du point osseux qui a supporté la violence; ainsi une chute sur le coude peut causer
la fracture de la clavicule; c'est alors une
fracture *indirecte*.

Signes des fractures. — Ce sont: 1° la douleur;
2° l'impotence du membre ; 3° l'épanchement
de sang; 4° le gonflement; 5° la déformation;
6° la mobilité anormale et 7° la crépitation.

La *douleur* est très vive, réveillée par le moindre mouvement et la plus légère pression; elle
est limitée au point précis de la rupture osseuse.

L'os brisé ne formant plus un levier rigide,
capable de servir de point d'appui aux muscles
qui s'y fixent, ceux-ci, en se contractant, ne peuvent plus soulever le membre; c'est l'*impotence*
qui n'est pas toujours absolue, car, quelquefois
les deux fragments restent engrenés par pénétration l'un dans l'autre et certains mouvements
limités sont encore possibles.

Presque toutes les fractures s'accompagnent
d'épanchement de sang dû à la rupture sous-
cutanée des petits vaisseaux des tissus voisins:
c'est l'*ecchymose*; celle-ci apparaît de quelques
heures à quelques jours après l'accident.

Le *gonflement* des chairs qui survient surtout
au bout de quelques jours est souvent gênant
pour reconnaître une fracture, car il empêche la
main qui explore la région de reconnaître les
rapports des os entre eux.

Tous ces signes ne suffisent pas à eux seuls pour poser le diagnostic de fracture; ils peuvent se rencontrer dans d'autres accidents (contusions, entorses, etc.). Les suivants sont particuliers aux fractures.

Le membre ne présente plus sa forme habituelle, il est *déformé;* les fragments osseux, déplacés dans un sens ou dans l'autre, font plus ou moins saillie et soulèvent la peau du membre. Dans certains cas, au contraire, si les fragments sont déplacés tous deux vers la profondeur, on constatera une dépression. Le membre pourra être allongé si les fragments sont écartés, ou raccourci en raison du chevauchement d'un des fragments sur l'autre.

Les deux fragments de l'os n'étant pas tenus immobiles l'un vis-à-vis de l'autre, comme lorsque l'os formait une tige rigide, il en résulte que l'on peut imprimer au membre brisé divers mouvements qui étaient impossibles au membre sain. C'est la *mobilité anormale.*

Enfin en faisant frotter l'une contre l'autre les deux extrémités rugueuses des fragments, il se produit un bruit spécial et caractéristique : c'est la *crépitation,* qui cependant manque quand les fragments sont restés engrenés.

La recherche de ces signes et surtout des deux derniers, demande une grande habitude; sous peine de causer des accidents et d'aggraver la situation du blessé, l'ambulancière devra s'abstenir de les rechercher, elle se contentera de constater ceux qui lui apparaîtraient et ne se livrera à aucune manipulation sur le membre.

Les fractures produites par les éclats des gros projectiles de l'artillerie sont compliquées de larges délabrements qui en rendent la constatation aisée. Les fractures par balles présentent souvent plus de difficultés; on ne constate à l'œil nu qu'un simple orifice d'entrée du projectile, lorsque celui-ci est resté dans le membre; quand au contraire le projectile a traversé le membre de part en part, on trouve à l'axe opposé un orifice de sortie un peu plus grand et toujours plus déchiré que l'orifice d'entrée. Mais néanmoins, dans les deux cas, l'os, s'il est atteint, sera très endommagé et souvent divisé en une quantité de fragments ou *esquilles*.

En outre, la blessure ne sera pas limitée au trajet de la balle; tout autour du point osseux atteint pourront rayonner des fêlures qui atteignent quelquefois toute la largeur de l'os et son épaisseur.

Dans ces conditions, l'ambulancière, si elle est livrée à elle-même, se bornera à immobiliser le membre, sans tenter aucune recherche; elle s'efforcera de placer doucement le membre dans une position se rapprochant autant que possible de sa position naturelle, mais sans *insister*, si elle éprouve la moindre difficulté. Elle immobilisera dans cette situation jusqu'à l'arrivée du chirurgien qui placera l'appareil convenable.

La réduction d'une fracture étant une opération par laquelle le chirurgien s'efforce de remettre bout à bout les fragments de la colonne osseuse brisée, c'est à lui seul qu'incombe ce soin, et jamais l'ambulancière ne doit se substituer à lui.

Appareils à fractures en général.

Ce sont des bandages composés destinés à maintenir la fracture dans une immobilité et un rapport aussi complets que possible. On laisse ces appareils en place un temps variable, qui peut s'étendre de quelques jours à plusieurs semaines. Ainsi que nous l'avons déjà dit, les blessés arrivent en temps de guerre le plus souvent munis d'un appareil provisoire qui devra plus tard être enlevé pour faire place à un appareil définitif. L'ambulancière ne doit pas songer à placer elle-même un appareil, mais elle aura un rôle important en aidant le chirurgien à le placer. C'est elle, en outre, qui souvent devra le composer, c'est-à-dire disposer dans un ordre donné toutes les pièces nécessaires.

Ces pièces sont des bandes, des coussins, des attelles, des liens, des gouttières, etc.

1º *Attelles*. — Ce sont des lames formées de substance résistante (bois, zinc, fil de fer, carton,

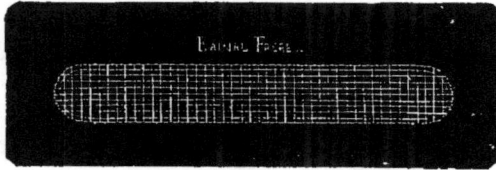

Fig. 51. — Attelle en fil de fer.

etc., etc.), larges et minces, destinées, par leur application le long du membre blessé, à s'opposer après la réduction à un nouveau déplacement des fragments osseux. Leur forme varie suivant le siège de la fracture.

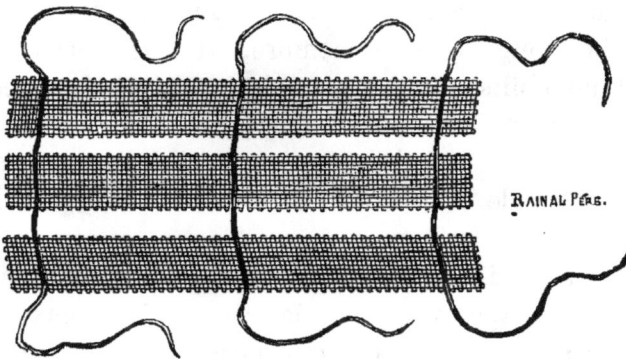

Fig. 52. — Attelles couplées.

On peut réunir par des liens un certain nombre

d'attelles pour entourer le membre : ce sont les
attelles accouplées ou conjuguées.

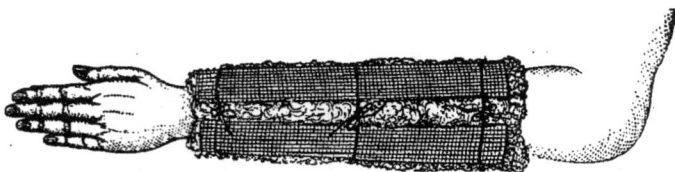

Fig. 53. — Attelles conjuguées posées.

2° *Coussins.* — Ce sont des sacs en toile, de
forme variable mais en général allongée, remplis
de préférence de balle d'avoine, substance légère
et élastique, interposée entre le membre et
l'attelle; ils servent à éviter la compression des
tissus tout en maintenant, grâce à leur élasticité,
la contention des fragments. Mais pour qu'ils
se moulent bien sur la partie brisée, il ne faut
pas remplir complètement ces coussins. Ils seront
plus longs que le membre, afin de permettre
l'immobilisation des articulations situées au-dessus et au-dessous de la fracture.

Pour le membre supérieur, ils auront une
largeur de 5 à 6 centimètres et de 6 à 7 pour le
membre inférieur.

Quand il s'agit de fractures qui ont porté sur
des os appartenant à la région du creux de
l'aisselle, on donne à ces coussins une forme de
tronc de cône; ils seront assez larges pour
déborder en avant et en arrière la région axillaire;
aussi sont-ils usités dans les fractures de la

clavicule et de l'extrémité supérieure de l'os du bras.

On peut remplacer les coussins par une couche de ouate assez épaisse qu'on enroule autour des attelles.

3° *Lacs.* — Les lacs ou liens sont destinés à maintenir un appareil en place. Une cravate, un lacet quelconque peut en tenir lieu. On emploie plus commodément des lacs munis d'une boucle, simple ruban de fil, large de deux doigts, en toile résistante.

Pour maintenir dans la rectitude voulue un membre entouré de son appareil, on le cale de chaque côté avec des coussins remplis de sable ou de balle d'avoine. C'est surtout au membre inférieur que ce moyen de contention trouve son utilité.

Quelques appareils à fractures.

1° *Appareil de Scultet.* — C'est un appareil très utile pour les fractures de la cuisse et surtout de la jambe. Il est bon d'en avoir de préparés d'avance.

Voici la manière de le composer : On place sur une table trois lacs parallèles espacés de 12 centimètres environ, en mettant les boucles

du même côté (cinq pour un appareil de cuisse).
Par-dessus, on étend un drap fanon large de
80 centimètres environ et d'une longueur un peu
supérieure à celle du membre. On dispose au-
dessus de douze à quatorze bandelettes, larges
de trois travers de doigt, d'une longueur variable

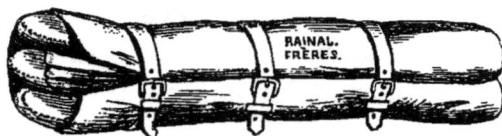

Fig. 54. — Appareil de Scultet roulé.

suivant le volume du membre dont elles doivent
faire une fois et demie le tour. On commence à les
étendre parallèlement au bord supérieur du drap,
la bandelette du haut étant placée la première;
la seconde appliquée ensuite recouvre le tiers
inférieur de la première; la troisième le tiers
inférieur de la seconde, et ainsi de suite. Au
dessus des bandelettes, on étend dans le même
sens qu'elles et au milieu de l'appareil, trois compresses longuettes larges de 5 centimètres environ.

On place alors, sur chaque bord latéral du
drap fanon, dans un sens perpendiculaire aux
bandelettes, un coussin et une attelle un peu
plus longue que le membre à recouvrir; on
enroule ensuite chaque bord de l'appareil autour
de son attelle, en le dirigeant vers le centre;
arrivé là, on place entre les deux rouleaux ainsi

formés une troisième attelle et un coussin plus court, on fixe le tout en bouclant les liens.

2° *Gouttières*. — Ce sont des appareils de forme demi-cylindrique destinés à contenir les membres qu'ils entourent dans une grande partie de

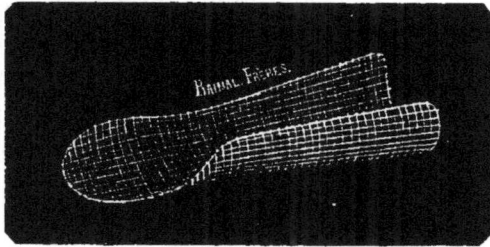

Fig. 55. — Gouttière pour l'avant-bras.

leur circonférence. On les fait en toile métallique, en zinc, en gutta-percha, en bois, en carton, etc.

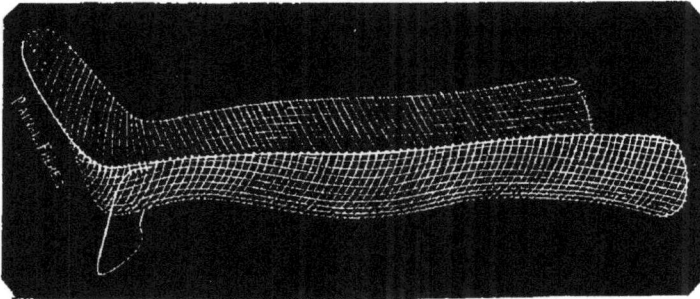

Fig. 56. — Gouttière de jambe.

Elles sont adaptées à la forme du membre et les gouttières destinées au côté gauche ne peuvent servir au côté droit.

Les plus usitées sont en toile métallique galvanisée. Celles en zinc laminé sont très employées en chirurgie de guerre. Leur usage est dû à M. Raoult-Deslongchamps ; on les garnit comme les premières en metelassant leur concavité intérieure avec une forte couche d'ouate qu'on peut, si le membre à maintenir présente une plaie, recouvrir d'une compresse de toile et d'une pièce de taffetas gommé débordant de chaque côté. On glisse avec douceur la gouttière ainsi garnie sous le membre, et on achève de garnir les interstices avec des fragments d'ouate. Pour le membre inférieur, il ne faut jamais oublier de mettre un tampon d'ouate serré au dessus du talon pour que celui-ci ne repose pas sur l'appareil, ce qui, au bout de peu de temps, occasionnerait une vive douleur et pourrait même amener de la gangrène. On maintient le membre dans la gouttière au moyen de tours de bandes ou mieux de lacs.

3° *Appareils silicatés.* — Ils se composent d'un bandage roulé imprégné de silicate de potasse, liquide opalescent, de consistance sirupeuse, qui se solidifie par son exposition à l'air.

On enveloppe le membre d'une couche uniforme d'ouate maintenue et suffisamment serrée par des bandes de toile ordinaire.

On imprègne ensuite dans un bassin des bandes de vieille toile assez grosse ou de tarlatane, et on en recouvre le premier bandage. Une fois l'appareil terminé, au moyen d'un pinceau, on en badigeonne tout l'ensemble, de manière à le recouvrir d'un excès de silicate. Comme ce liquide met quelques heures à sécher, on isole l'appareil avec du papier de manière à empêcher l'adhérence du silicate aux draps du lit. Le silicate se ramollit par l'eau chaude; un bain suffit donc pour enlever le bandage.

4° *Appareils plâtrés.* — On emploie de préférence le plâtre à mouler. Il se conforme bien aux contours du membre et sèche vite. On fait des appareils plâtrés en attelles ou en gouttières.

On taille des attelles à la longueur et à la largeur prescrites dans une pièce de tarlatane ; on leur donne généralement huit épaisseurs qu'on fixe l'une sur l'autre par quelques points de couture.

Pour les gouttières, on prend les mêmes épaisseurs. Elles sont assez difficiles à tailler, car il faut prendre sur le membre des mesures très précises. A la hauteur des articulations, on pratique sur les bords des fentes de dégagement.

Au moment d'appliquer, on garnit le lit et le plancher d'alèzes, on prépare une grande cuvette pour gâcher le plâtre; de l'eau froide et de l'ouate. On rase les poils pour éviter des tiraillements douloureux au moment où on lèvera l'appareil; on enduit ensuite le membre avec un peu de vaseline.

On mélange dans la cuvette le plâtre et l'eau
à parties égales, et on malaxe. Quand la bouillie
commence à prendre de la consistance, on y
plonge vivement les pièces de tarlatane préparées et on les en imprègne complètement. Puis,
après les avoir retirées, on les presse entre les
mains de haut en bas pour en exprimer l'excès
de plâtre.

On maintient la forme avec des tours de
bande que l'on peut enlever au bout de quelques
heures dès que le plâtre est solidifié. Quand le
chirurgien devra appliquer un appareil plâtré,
l'ambulancière aura soin de se prémunir de toutes
les pièces de pansement que nous venons d'indiquer
et se procurera du plâtre frais et non éventé.

2° Application des appareils pour le traitement des fractures.

La première condition à rechercher est le repos
absolu du blessé; la tête doit être plus basse, et
le membre fracturé placé dans un plan plus élevé
que le reste du corps; le blessé atteint d'une
fracture du membre inférieur ou des côtes ne doit
pas s'asseoir sur son lit. S'il s'agit de déplacer un
homme atteint de fracture, le membre fracturé,
soulevé le premier, ne doit être replacé sur le lit
qu'en dernier lieu et toujours par un aide spécial.

A. **Fractures simples.**

1º *Membre supérieur*. — Pour *les doigts ou la main,* on fixe au moyen d'une bande la partie du membre sur une attelle ou une palette entourée d'ouate.

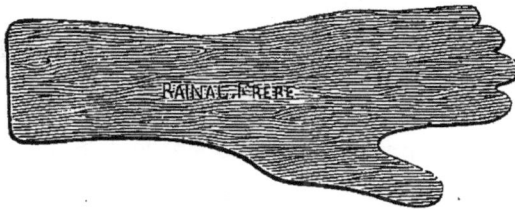

FIG. 57. — Attelle palmaire.

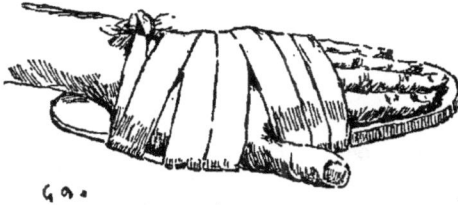

FIG. 58. — Appareil pour fracture des os de la main.

Pour l'*avant-bras* on dispose une attelle toujours garnie d'ouate sur le dos de la main et de l'avant-bras. Une seconde attelle est placée sur la face antérieure de manière à aller de la

11

paume de la main jusqu'au dessous du pli du
coude pour ne pas gêner les mouvements de cette
articulation et pour maintenir écartés l'un de
l'autre les deux os qui constituent le squelette

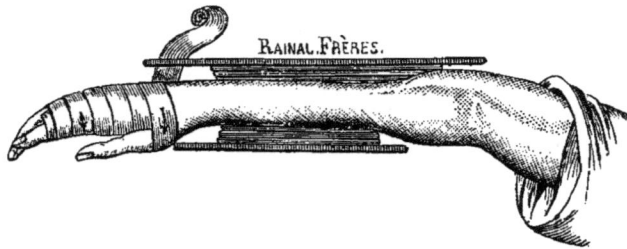

Fig. 59. — Appareil de fracture des deux os
de l'avant-bras.

de l'avant-bras. On place entre ces deux os des
compresses graduées qui, par leur forme pyrami-
dale, tendent à les remettre en position normale.
On maintient le tout par une bande roulée en
veillant à ce qu'aucune pièce de l'appareil ne
subisse de déplacement.

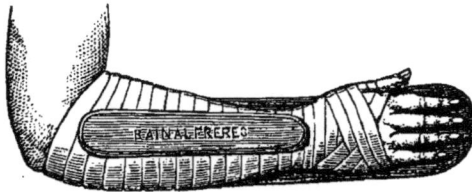

Fig. 60. — Application des attelles pour fracture
de l'avant-bras.

Pour le *bras*, on prépare trois attelles, un peu
plus courtes que le membre, autant de coussins

appropriés et trois lacs. Les deux fragments étant maintenus par les mains d'un aide, on place un coussin recouvert d'une attelle sur la face antérieure du membre, on en met une seconde de la même manière sur la face postérieure, et une troisième sur la face externe. Le tout est fixé en serrant convenablement les trois lacs. On place un coussin d'ouate dans le creux de l'aisselle pour éviter l'ulcération de la peau qui se produirait sans

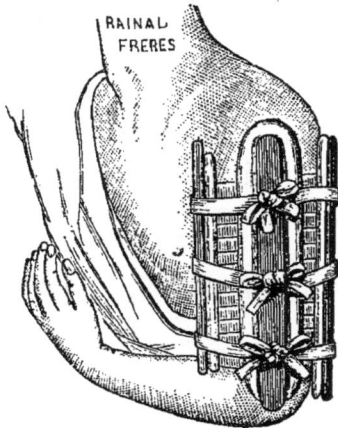

Fig. 61.—Appareil de fracture du bras

cette précaution sous l'influence de l'accumulation de la sueur.

On termine le pansement de toutes ces fractures, en fléchissant le coude et en plaçant l'avant-bras dans une écharpe.

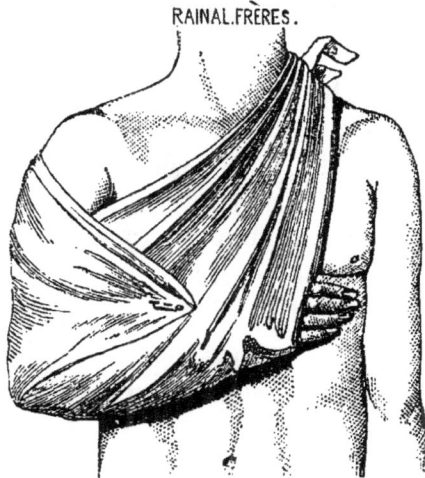

Fig. 62.—Grande écharpe oblique (l'appareil à *fracture* est enlevé pour mieux faire comprendre l'application de l'écharpe).

2° *Membre inférieur*. — Pour le mettre dans une gouttière, on le soulève avec douceur en passant une main au dessus du foyer de la fracture et l'autre au dessous. On tire en même temps très légèrement sur le segment inférieur pour éviter le frottement des fragments l'un contre l'autre; un aide insinue alors sous le membre la gouttière garnie et on l'y fait reposer; après réduction, on comble les vides avec de l'ouate et on maintient avec des lacs ou au moyen d'une bande.

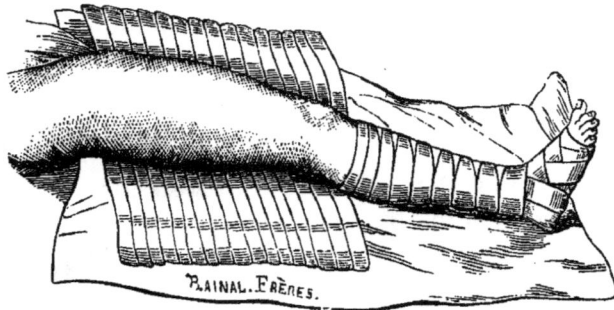

Fɪɢ. 63. — Application de l'appareil de Scultet.

Pour appliquer l'appareil de Scultet, on soulève le membre avec le même soin pendant que l'appareil déplié dont on a enlevé les attelles et les coussins est insinué au-dessous. Après avoir reposé le membre, on rectifie les bandelettes qui auraient pu se déplacer, on entoure le foyer de la fracture en imbriquant les trois compresses lon-guettes, dont on a soin d'effacer les plis; puis on imbrique les bandelettes en commençant par la plus inférieure. On place un tampon d'ouate dans le creux qui existe en arrière et en haut de la saillie du talon.

Cela fait, on enroule les deux grandes attelles dans chaque bord du drap fanon jusqu'à ce qu'elles soient assez rapprochées du membre pour qu'il n'y ait plus que l'espace nécessaire permettant d'y insinuer les coussins.

Le troisième coussin est placé sur la face antérieure du membre au niveau de la fracture et recouvert de son attelle. Les liens serrés convenablement maintiennent les pièces en place. On passe enfin une compresse sous la plante du pied qu'on relève à angle droit. On l'entre-croise sur le cou-de-pied et on la fixe par des épingles de chaque côté de l'appareil.

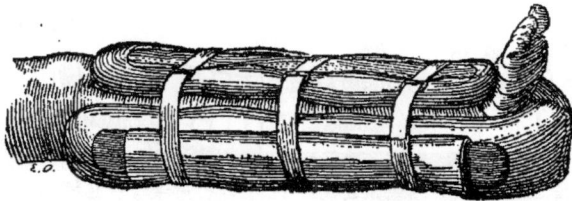

FIG. 64. — Appareil de Scultet appliqué.

Dans le but d'empêcher le membre de tourner, on place de chaque côté des coussins remplis de sable ou des alèzes roulées.

Pour les fractures du membre inférieur, on place toujours un cerceau afin d'éviter le poids

des couvertures et le déplacement des fragments
par la torsion du pied ; on peut encore suspendre
le membre au cerceau (Fig. 65).

B. Fractures compliquées.

Nous avons vu que ces fractures étaient plus
graves que les précédentes ; on fera donc l'antisepsie de la plaie comme nous l'avons vu plus
haut, on appliquera le pansement antiseptique
choisi, et seulement alors on placera le membre
dans un appareil.

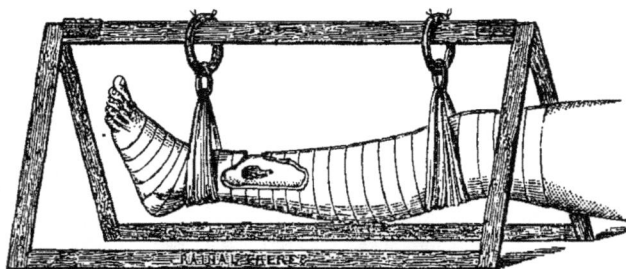

Fig. 65. — Appareil silicaté auquel on a pratiqué une fenêtre
pour permettre le pansement de la plaie.

Celui-ci devra présenter une échancrure au
point blessé pour permettre la surveillance facile
et le pansement de la plaie.

Si pendant la durée de la consolidation le blessé a du délire, l'ambulancière veillera à ce que le membre fracturé ne subisse aucune secousse; elle le remettra en position lorsqu'il aura été déplacé.

Malgré les demandes du blessé, elle ne desserrera pas un appareil sans l'assentiment du chirurgien. Si au contraire l'appareil se relâche, il sera bon de le resserrer de suite, mais en ayant soin d'en avertir le chirurgien aussitôt que possible.

Quand le blessé aura reçu l'autorisation de marcher, ses articulations restées longtemps immobiles seront raidies et douloureuses et il n'osera pas appuyer le pied à terre. L'ambulancière devra s'attacher à lui donner confiance en lui persuadant que le membre est assez solide pour supporter le poids du corps, puisque le chirurgien lui a permis de s'en servir.

A ce moment, la guérison est activée par des douches locales et du massage.

Si pendant la durée du traitement le blessé est déprimé, on relève l'état général par du vin, un peu d'alcool, du café, etc.

ENTORSES

L'entorse ou foulure est produite par la distension plus ou moins complète et la rupture des ligaments d'une articulation, le déplacement brusque et momentané des surfaces osseuses en contact et des épanchements sanguins. Ces lésions surviennent toujours à la suite d'un mouvement faux ou forcé. La seule qui nous occupera, car elle est de beaucoup la plus fréquente, est l'entorse de l'articulation du cou-de-pied. Au moment de l'accident, il survient au niveau de la jointure une vive douleur, qui peut même déterminer la syncope. Elle est exaspérée par le moindre mouvement. La plus légère pression la réveille, ce qui rend l'impuissance du membre presque complète. Peu après survient un gonflement plus ou moins considérable qui déforme l'articulation et l'empâte. On constate encore une coloration violacée due à un épanchement de sang dans les tissus sous-cutanés par suite de la rupture des petits vaisseaux sanguins (ecchymoses).

Si l'on se trouve en présence d'une entorse au moment où elle se produit, on plonge le membre pendant une heure dans l'eau froide et on l'immobilise ensuite avec un bandage ouaté en étendant la jambe et en lui imposant le repos.

MASSAGE

Un traitement beaucoup plus efficace et capable de rendre plus rapidement son activité au membre est le *massage*. Il consiste en une série de manipulations exercées par les mains sur une partie du corps.

Il est usité non seulement dans le cas d'entorse, mais encore pour activer la guérison des fractures et en général pour rendre la vigueur et la souplesse aux membres, lorsque les articulations et les muscles sont restés un certain temps dans l'inactivité.

Nous parlerons d'abord du ˙massage dans l'entorse et nous y ajouterons quelques remarques sur la manière de procéder à cette pratique pour les fractures.

1° *Massage dans l'entorse.* — On commence par bien immobiliser le membre à masser. On s'assied en face du blessé, et on place le pied malade sur ses genoux. Si le blessé est couché, on attire la jambe hors du lit. On enduit ensuite légèrement la peau avec de l'huile, puis avec la pulpe des doigts et plus tard avec la paume de la main, on exécute de légères frictions partant des orteils jusqu'au mollet en passant successivement sur toutes les faces de l'articulation et en insistant un peu plus sur les parties gonflées. Ces maniputions ne doivent point faire souffrir et, en général, un massage bien fait *n'est jamais douloureux.*

Après une dizaine de minutes on exécute les frictions, toujours dans le même sens, en y joignant l'action des deux pouces, augmentant progressivement l'énergie surtout au niveau des parties gonflées par l'épanchement sanguin. Ces manœuvres, exécutées toujours dans le sens de la circulation veineuse, c'est-à-dire vers le cœur, ont pour but de s'opposer à la stase des liquides ; on retrempe de temps à autre les doigts dans un peu d'huile afin de faciliter le glissement. Cette recommandation est très importante pour maintenir la souplesse de la peau. On pratique à ce moment, avec la paume de la main, un véritable pétrissage de l'articulation, toujours dans la même direction, c'est-à-dire de l'extrémité du membre vers sa racine, car un massage en sens inverse, fait dans le sens opposé au cours des liquides, déterminerait non seulement de la douleur, mais des accidents.

On peut enfin soumettre l'articulation à quelques mouvements progressifs. L'opération terminée, on prescrira le repos même si la marche n'est pas douloureuse.

Le premier massage devra durer au moins trois quarts d'heure ; on pourra le répéter le soir, pendant une demi-heure, et on recommencera pendant les cinq à six jours suivants. En général, ce traitement sera suffisant.

Après chaque séance, on pose un bandage légèrement ouaté et modérément serré. Il s'applique avec une bande de cinq mètres de long sur trois à quatre centimètres de large. Le chef initial est placé sous la malléole ou cheville externe, puis il vient contourner le dos du pied à la naissance des orteils; il redescend ensuite sous la plante et revient sur le dos du pied, en croisant le premier jet; il passe alors sous la cheville interne, contourne le talon et revient au point de départ. Les croisés se succèdent en se recouvrant d'un tiers à peu près. On termine par des circulaires autour du bas de la jambe.

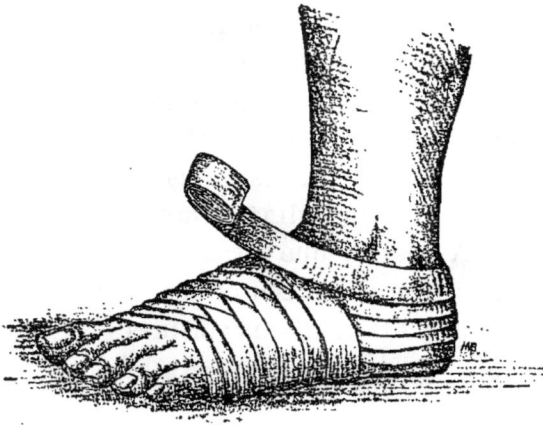

Fig. 66. — Bandage de l'entorse.

Dans les entorses graves, quand au bout d'une dizaine de séances le massage n'a pas amené la guérison, on peut rendre cet appareil inamovible en l'enduisant de silicate. Il sera laissé en place douze jours environ.

On aidera plus tard au rétablissement de la mobilité de l'articulation par des douches locales froides.

2° *Massage dans les fractures.* — Certaines fractures à déplacement peu marqué peuvent être traitées exclusivement par le massage avec ou sans appareil dans l'intervalle des séances, suivant la tendance au déplacement. Le massage rend surtout des services dans les fractures voisines des articulations, car il conserve à celles-ci toute leur souplesse.

La plupart des chirurgiens déconseillent de masser le foyer de la fracture.

On fixe solidement le membre pour éviter des ébranlements douloureux; on exerce d'abord des pressions sur les parties molles et on se borne à des frictions longitudinales faites surtout avec le pouce. Après chaque séance d'au moins une demi-heure on fait exécuter des mouvements progressifs aux articulations voisines.

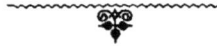

CHAPITRE III

SERVICE DES FIÉVREUX

Le rôle de l'ambulancière près des malades consistera, outre les soins généraux d'hygiène et de propreté, dans l'exécution ponctuelle des prescriptions du médecin pour l'administration des médicaments et des aliments. Il est à peine besoin de dire qu'un changement quelconque dans ces prescriptions peut dans maintes circonstances être nuisible au malade.

L'ambulancière, au moment de l'arrivée du médecin pour la visite, l'informera de tout ce qui aura pu survenir d'imprévu dans le service. Pendant la visite, elle se tiendra près de lui et sera prête à donner les renseignements qui lui seraient demandés sur l'état des malades. Elle écoutera avec attention les prescriptions qui seront faites et ne craindra pas de demander des explications si elle le juge nécessaire.

Elle aura toujours sous la main une serviette propre destinée à être placée sur la partie du corps que le médecin désirera ausculter; elle aura également à sa portée un *stéthoscope*, petit instrument destiné spécialement à l'auscultation (Fig. 67).

L'ambulancière aidera pendant l'auscultation le malade à se tenir assis; à cet effet, elle se placera au pied du lit et lui prendra les mains en lui faisant face.

Elle sera munie également d'un abaisse-langue ou à son défaut d'une cuiller pour l'examen de la gorge. Pendant cet examen, elle se placera derrière la tête du malade et la lui tiendra immobile entre la paume des deux mains en la renversant un peu en arrière.

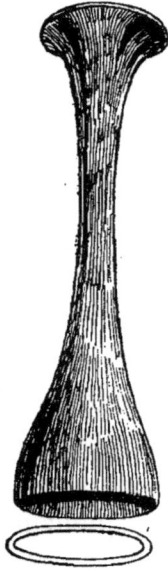

Fig. 67.

Stéthoscope.

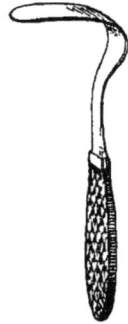

Fig. 68.

Abaisse-langue

Aussitôt après l'examen elle trempera la cuiller ou l'abaisse-langue dans une solution antiseptique, pour éviter la propagation d'une affection contagieuse toujours à craindre.

Pendant la journée, l'ambulancière notera les

incidents qui pourront se produire chez ses malades.

Nous ne pouvons entreprendre une description
même succincte de toutes les affections médicales
qui peuvent se présenter, et encore moins indiquer
leurs symptômes, leur marche et leurs complications : cela nous entraînerait beaucoup trop loin.
Une exposition trop sommaire que nous ferions,
loin d'être avantageuse aux dames ambulancières, ne ferait que fausser leur jugement, et les
porter à des erreurs quelquefois préjudiciables.
L'habitude de soigner des malades fera connaître
plus rapidement et plus sûrement les signes les
plus importants à noter dans leur état général,
quelle que soit d'ailleurs la maladie. Nous nous
bornerons en conséquence à exposer les soins
principaux à donner dans toutes les maladies
quelles qu'elles soient.

Fièvre. — En premier lieu, l'ambulancière
notera la marche de la fièvre. Celle-ci se produit
du reste aussi bien chez les blessés que chez les
malades, et, dans les deux cas, elle devra être
notée avec le même soin, afin d'éclairer le médecin
ou le chirurgien, et de leur donner une indication
essentielle sur la marche de la maladie et le
traitement à prescrire.

La fièvre est caractérisée par plusieurs signes
ou symptômes qui sont : 1º élévation de la
température du corps; 2º accélération du pouls

et des battements cardiaques; 3° troubles divers des fonctions de l'organisme (troubles nerveux, digestifs, etc). Le symptôme principal est certainement l'*élévation de la température*; il est donc nécessaire de savoir la noter avec précision, ce qni est aujourd'hui devenu facile par l'usage du *thermomètre*.

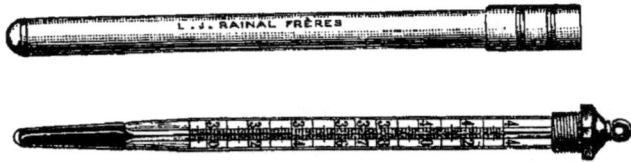

Fɢ. 69. — Thermomètre clinique.

La température normale du corps oscille entre 36°,8 et 37°,5. On considère qu'il y a *état fébrile* quand la température atteint 38°. Celle-ci dans les plus fortes fièvres ne dépasse que très exceptionnellement 41°.

Les malades souvent sentent eux-mêmes l'élévation de la température de leur corps, et dénoncent une sensation de chaleur caractéristique. D'autres fois, alors que la température du corps est élevée, le malade ressent une sensation de froid.

On perçoit également cette chaleur en appliquant la main sur une partie non découverte du malade. Mais pour attribuer une valeur à cette sensation, il faut être très exercé et encore

s'expose-t-on à des erreurs. L'usage du thermomètre, d'une précision rigoureuse, est aujour-
d'hui généralement répandu (Fig. 69).

On prend, chaque jour, la température régulièrement aux mêmes heures, le matin entre sept et
neuf heures, et le soir entre cinq et sept heures. La
température du soir est généralement plus élevée.
Quand la température est très haute (entre 40 et
41°) il y a *hyperthermie,* ce qui accuse toujours
un état général grave.

Dans certaines affections au contraire, et
notamment dans les hémorragies sérieuses, la
température descend à 36° et même un peu plus
bas. D'autre part, il existe des affections où la
température subit du matin au soir de grandes
oscillations, 36° le matin et 40° et plus le soir,
comme par exemple dans la septicémie, la période
de déclin de la fièvre typhoïde, etc.

On apprécie ces variations en les inscrivant sur
des feuilles spéciales dites *feuilles de température.* Elles sont quadrillées, et présentent des
colonnes verticales indiquant les jours de la
maladie, et subdivisées elles-mêmes en deux
colonnes, l'une pour la température du matin,
l'autre pour celle du soir. Dans les colonnes hori-
zontales, on note les degrés par un point et on
réunit par une ligne droite les points successivement inscrits. On forme ainsi un tracé qui porte
le nom de *courbe de température* (Fig. 70).

La fièvre est *continue* quand la courbe présente

peu d'écarts entre l'élévation de la température
du matin et celle du soir; elle est dite *rémittente*

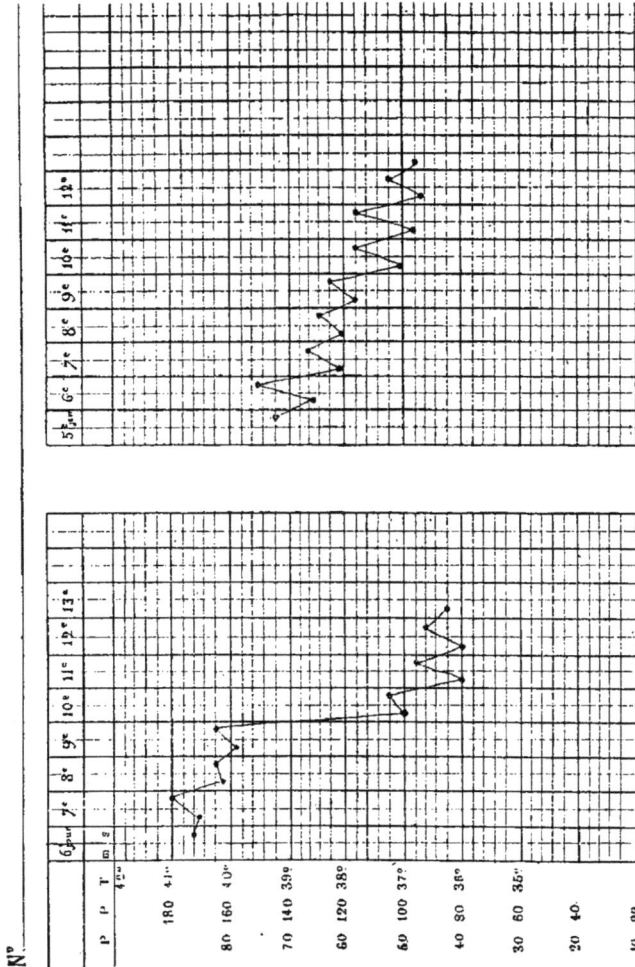

Fig. 70. — Feuilles de température.

lorsqu'il n'existe des différences thermométriques
qu'à certaines heures de la journée, et *inter-*

mittente lorsqu'elle n'apparaît qu'à des intervalles réguliers, revenant par exemple tous les deux ou trois jours. L'absence de fièvre est dite *apyrexie*.

On se sert toujours de thermomètres à mercure *simples* ou *à maxima* divisés en degrés, lesquels sont eux-mêmes divisés en dixièmes par des traits plus courts. Les thermomètres à maxima sont de beaucoup préférables ; avec les thermomètres simples, il faudrait, en effet, lire la température sans toucher à l'instrument, car la colonne de mercure commence à redescendre dès que celui-ci n'est plus en place ; d'où une difficulté dans la lecture du chiffre des degrés indiqués.

Le thermomètre à maxima au contraire porte au-dessus de la colonne principale et séparée d'elle par un court intervalle, une petite colonne supplémentaire de mercure ou index. La colonne principale, en se dilatant lorsque l'instrument est en place, chasse devant elle l'index qui reste immobile bien que la colonne principale vienne à redescendre.

La température maxima atteinte se trouve ainsi marquée par le *niveau supérieur* de l'index, et on peut la lire très commodément et même la conserver pour la visite du médecin. Pour ramener l'index de nouveau en bas, au niveau de la colonne mercurielle, il suffit d'imprimer à l'instrument quelques petites secousses brusques de haut en bas en le saisissant à pleine main par sa partie supérieure. On prend généralement la température

dans le *creux de l'aisselle*, préalablement essuyé
avec soin; il faut veiller à ce que la boule du
thermomètre y soit bien maintenue ; on recom-
mande au malade de serrer le coude au corps et
de porter la main sur l'épaule du côté opposé. On
s'assure de temps en temps que l'instrument ne
s'est pas dérangé, et si le malade était trop
affaibli, l'ambulancière maintiendrait elle-même
le bras.

Il faut laisser le thermomètre en place pendant
au moins cinq minutes, et en tout cas ne pas le
retirer avant de s'être assuré qu'il a cessé de
monter depuis au moins deux minutes.

L'accélération du pouls marche souvent simultanément avec l'élévation de la température; il
n'en est cependant pas toujours ainsi, aussi
importe-t-il de compter le nombre des battements
artériels en même temps que l'on note les écarts
de la température.

Quant aux caractères du pouls, leur observa-
tion est du ressort du médecin. C'est au poignet
que l'on tâte le pouls, le plus généralement. Pour
cela, on fait fléchir légèrement l'avant-bras sur
le bras, de manière que le pouce de la main qui
examine soit au dessus; on tâte le pouls aussi
bien à droite qu'à gauche. La main saisit le
poignet sous la pulpe des quatre derniers doigts
accolés les uns aux autres, appliquée à plat sur
la face antérieure de l'avant-bras du malade
au dessus de la racine du pouce. Après un peu de

tâtonnement on sent un mouvement de pulsation sous les doigts, produit par l'arrivée de l'ondée sanguine. Il ne faut pas appuyer trop fortement car on comprimerait l'artère et, le sang ne passant plus, il n'y aurait plus de pulsations.

Le pouls bat normalement de 65 à 75 fois par minute; chez nombre de personnes il est même moins fréquent; les battements s'accélèrent faciment, sous l'influence d'une émotion par exemple; on voit donc que son accélération ne suffit pas pour indiquer la fièvre.

Un *accès de fièvre complet* présente successivement trois périodes ou stades de durée variable, frisson, chaleur, sueurs. L'intensité de chacun de ces phénomènes varie; il faut en noter de plus la durée respective, ou l'absence de l'un d'eux. Du reste, chaque fois que l'ambulancière remarquera une modification profonde survenant dans l'état du malade, telle que frissons ou bouffées de chaleur, sueurs abondantes, si elle soupçonne la fièvre, elle prendra de suite la température; c'est une chose qu'elle devra faire sans attendre le médecin, qui au contraire a toujours besoin d'être guidé par ce renseignement.

L'ambulancière notera également l'agitation, l'insomnie, le délire, et elle aura soin de conserver les produits des secrétions des malades (crachats, urines et, dans certains cas, les évacuations alvines), si elle y remarque quelque chose d'anormal. Leur examen est souvent de la plus grande importance pour la détermination du diágnostic de la maladie et son traitement.

Dans l'évolution d'un état morbide il ne faut pas confondre la *rechute* avec la *récidive*. La récidive atteint les personnes définitivement guéries, et cela, depuis un temps plus ou moins long, tandis que la rechute survient pendant la convalescence.

CHAPITRE IV

—

PRATIQUE JOURNALIERE

—

Sous ce titre, nous avons rassemblé un certain nombre de petites opérations que l'ambulancière sera appelée à pratiquer couramment ou à voir pratiquer; ce sont principalement les émissions sanguines, la révulsion, la cautérisation, les injections dans les cavités, les injections hypodermiques, l'anesthésie, la vaccination, la suralimentation et le lavage de l'estomac. Nous terminerons par l'exposé des principales règles de la désinfection.

A. **Émissions sanguines.**

Elles consistent à retirer au malade une certaine quantité de sang en un point donné. On

la pratique par trois procédés : la saignée, les
ventouses et les sangsues.

1° *Saignée.* — Nous dirons peu de choses de
la saignée, très abandonnée aujourd'hui ; elle est
d'ailleurs une véritable opération nécessitant
l'intervention du médecin. Si une saignée venait
par hasard à être prescrite, l'ambulancière n'aura
à se préoccuper que de préparer les instruments et pièces de pansement nécessaires : 1° une
bande longue de 1 mètre environ et large de
4 centimètres ; 2° une bande roulée de 3 mètres
de long et de même largeur ; 3° un pansement
antiseptique (gaze, ouate, ou étoupe, etc.) ;
4° des solutions antiseptiques ; 5° une lancette
et une cuvette, et, bien entendu, des alèzes pour
garnir le lit.

2° *Ventouses.* — Elles sont destinées à produire
une dérivation du sang d'une partie quelconque

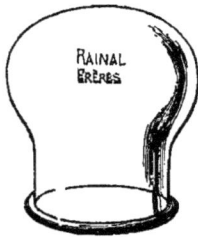

FIG. 71. — Ventouse.

du corps, en l'attirant vivement
vers la peau qui se congestionne
et se gonfle. Les ventouses sont
des petits récipients de verre de
forme généralement hémisphéri-
que à bords épais et arrondis qu'on
applique sur la peau après avoir
produit le vide dans leur inté_
rieur. Elles opèrent alors une sorte de succion
qui fait affluer le sang à la périphérie.

a) Ventouses sèches. — Les ventouses sèches
sont appliquées sur la peau,. dans le but de faire
une dérivation du sang, des parties profondes à
la surface; il n'y a alors aucune émission sanguine. En cas d'urgence, on peut les improviser
avec de simples verres à liqueur ou à bordeaux.

On peut chasser l'air de la ventouse et y
produire le vide par différents moyens. On en place
l'orifice au dessus de la flamme d'une lampe à
alcool qu'on y laisse pénétrer pendant quelques
secondes; on applique ensuite bien à plat le bord
du verre sur la peau. L'air en s'échauffant s'est
dilaté et est sorti en partie du vase, celui qui
est resté se rétracte en se refroidissant et produit l'aspiration. Si le vide a été suffisant l'adhérence est parfaite et immédiate. On voit la peau
se gonfler, devenir violacée par suite de l'afflux
du sang. Ce procédé a le grand inconvénient de
trop échauffer les bords du verre, ce qui peut
amener une brûlure de la peau.

Il vaut donc mieux raréfier l'air de la ventouse
par la combustion dans son intérieur d'un peu de
papier ou d'ouate. Pour cela on se tient près
du sujet, on incline la ventouse, après y avoir
introduit par exemple, un brin d'ouate bien
effilochée, que l'on allume en l'approchant simplement de la flamme d'une allumette. On
applique immédiatement alors la ventouse sur la
peau. La flamme s'éteint de suite et le vide se
produit par le refroidissement. Il faudra agir

avec rapidité, sans quoi on risquerait de trop échauffer le bord de la ventouse et de produire le cercle de brûlure dont nous venons de parler.

La ventouse tombe d'elle-même au bout d'une dizaine de minutes, dès que l'équilibre de pression entre l'extérieur et l'intérieur est rétabli. Si cependant on tient à la retirer plus tôt il faut déprimer la peau avec le doigt en inclinant la ventouse, pour permettre la rentrée de l'air.

On a construit une série de ventouses mécaniques, dans lesquelles le vide se produit, non par dilatation de l'air au moyen de la chaleur, mais par aspiration.

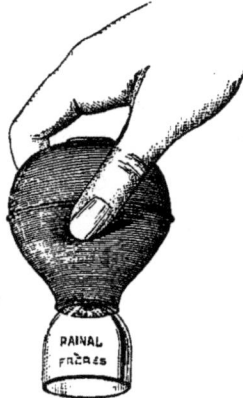

Fig. 72. — Ventouse.

L'une d'elles se compose d'une petite cloche en verre surmontée d'une tubulure à laquelle s'adapte une poire de caoutchouc. On chasse l'air en déprimant cette poire avec la main; on pose exactement l'orifice ouvert de la ventouse sur la peau, et on relâche l'ampoule qui, obéissant à son élasticité, se dilate et produit ainsi la raréfaction de l'air (Fig. 72).

Une autre ventouse plus simple, et qui s'emploie de la même manière, se compose d'une capsule de caoutchouc formant les deux tiers d'une sphère dont le bord circulaire est maintenu par un anneau métallique que l'on applique sur la peau (Fig. 73).

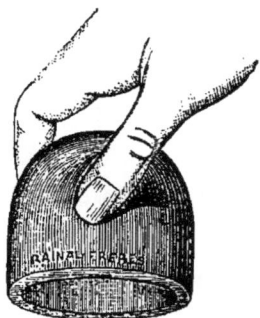

FIG. 73. — Ventouse.

b) Ventouses scarifiées. — Elles sont destinées à produire une dérivation suivie d'une émission sanguine. On commence par placer les ventouses sèches après avoir lavé la peau avec une solution antiseptique. Quand le derme est congestionné, on enlève la ventouse, puis à la même place on fait de petites incisions ou *scarifications* parallèles *et jamais en croix*, espacées de un centimètre au moins, à l'aide d'un bistouri, d'un rasoir ou d'un instrument spécial appelé *scarificateur*.

Le scarificateur consiste en une petite boîte de cuivre percée, du côté de la face destinée à être appliquée sur la peau, de douze petites fentes.

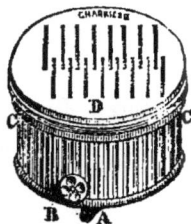

FIG. 74.

Scarificateur.

Des lames intérieures correspondant aux fentes sont disposées de telle sorte qu'en pressant un bouton, un ressort fait saillir brusquement les lames par les fentes. Ces lames sont tranchantes et font les scarifications. Elles permettent à une main peu exercée de scarifier; cependant, au point de vue antiseptique, le scarificateur offre des inconvénients, car il est difficile à nettoyer et à maintenir propre. En outre, il ne peut s'employer chez les sujets maigres, et sur les parties du corps où les os sont superficiels. On doit lui préférer le bistouri ou le rasoir. Leur usage demande, il est vrai, un peu d'habitude et une certaine légèreté de main pour graduer la profondeur des incisions, mais ces qualités seront rapidement acquises.

Après la scarification, pour attirer la quantité de sang voulue, on replace aux mêmes endroits les ventouses comme il a été dit plus haut.

Le sang sort par les incisions et vient tomber dans le verre. Son accumulation rétablit l'équilibre de la pression et l'écoulement s'arrête de lui-même.

Quand le sang ne coule plus, on enlève de nouveau les ventouses, on lave les surfaces scarifiées avec une solution antiseptique et on recouvre d'un léger pansement. La cicatrisation est rapide, mais même plusieurs années après, on en reconnaît encore les traces.

3° *Sangsues.* — Cet animal est surtout employé pour produire la saignée locale. On utilise les sangsues *vertes* et les sangsues *grises*. Leur corps est allongé et la bouche se trouve à leur extrémité la plus effilée : elle est en forme de disque munie de trois mâchoires semi-circu-laires. Il vaut mieux n'employer que des sangsues n'ayant jamais servi. Le médecin indique le lieu d'application et le nombre.

Avant de les appliquer, la surface cutanée doit être rasée s'il y a lieu et lavée à l'eau de savon. Si elles refusent de prendre, on lotionne la peau avec un peu de lait ou d'eau sucrée, on la pique légèrement avec une épingle. On peut encore les agiter dans un verre avec un peu de vinaigre ou de vin.

Pour placer une sangsue isolée, le meilleur moyen est de la mettre dans une carte à jouer enroulée sur elle-même, que l'on déroule quand la sangsue a mordu.

Mais si l'on doit en appliquer plusieurs, il vaut mieux les placer à la fois ; la douleur est ainsi moins pénible pour le malade, étant plus courte, et la région est exposée moins longtemps au refroidissement. On peut, dans ce cas, les réunir dans le milieu d'une compresse enfoncée dans un verre; on retourne le tout sur la peau et on tire légèrement les bords de la compresse pour mettre les sangsues en contact avec la surface cutanée.

On peut encore se contenter de mettre les sangsues dans une compresse placée dans la paume de la main que l'on applique ensuite sur la peau.

Pendant la succion des sangsues, on ne doit pas les toucher, on risquerait de leur faire lâcher prise trop tôt; si l'une d'elles se détache au début, il faut la rejeter comme mauvaise. Les sangsues gorgées tombent d'elles-mêmes après un laps de temps qui varie de trois quarts d'heure à deux heures suivant leur qualité. Si on doit provoquer leur chute, on peut le faire en les saupoudrant de sel de cuisine, de tabac, de cendres, etc., ou même en les coupant avec des ciseaux, mais il faut se garder de jamais les arracher, car on risquerait de leur briser les mâchoires et d'en laisser des débris dans la peau, ou même d'enlever un morceau de cette dernière.

Si on applique les sangsues dans le voisinage d'une cavité naturelle du corps (bouche, gencives, narines, oreilles, etc.), il faut les maintenir soit avec les doigts, soit en traversant d'un fil leur extrémité postérieure. Dans ce cas, leur action devra être surveillée avec une attention soutenue, car chez les sujets affaiblis ou prédisposés, l'hémorragie produite pourra persister sans tendance à s'arrêter et déterminer une syncope. La mort a même été observée dans ces circonstances.

On peut appliquer jusqu'à vingt sangsues chez un adulte. Chacune d'elles tire de 15 à 20 grammes de sang. S'il a été prescrit après la chute des sangsues de prolonger l'écoulement sanguin, on obtient ce résultat en mettant le malade dans un bain tiède ou en appliquant sur les piqûres des compresses imbibées d'eau chaude, ou un cataplasme.

La guérison des piqûres s'obtient rapidement au moyen d'un petit pansement antiseptique.

Si l'hémorragie persiste on l'arrête facilement par la compression digitale ou par de petits tampons d'amadou ou de gaze iodoformée maintenus par un bandage compressif approprié à la région.

B. Révulsion.

Par la révulsion, on se propose de déterminer une irritation de la peau en attirant le sang vers les capillaires superficiels, et en dégageant les capillaires profonds. Deux moyens, peuvent être employés, la *rubéfaction* et la *vésication*. Ce ne sont que des degrés du même procédé.

1° La *rubéfaction* détermine, ainsi que son nom l'indique, de la rougeur de la peau, une sensation de chaleur et un gonflement superficiels. Ces phénomènes sont légers et essentiellement passagers.

a) *Friction*. — Elle consiste en frottements plus ou moins rapides et énergiques exercés sur une partie du corps avec la main ou avec un morceau de flanelle ou un gant de crin spécialement destiné à cet usage. Dans les cas d'asphyxie ou de syncope, alors que le malade n'accuse aucune sensation, il faut avoir soin de ne pas dépasser la mesure, car on pourrait provoquer des désordres sérieux ; alors la friction est dite sèche. Elle est dite humide, lorsque l'on y associe un liquide tel que : alcool camphré, vinaigre, eau aromatique, essence de térébenthine.

Les frictions sur les membres seront exécutées dans le sens du cours du sang veineux, c'est-à-dire de l'extrémité vers la racine. Il faut s'abstenir de frictions si la peau présente une altération quelconque ou s'il y a des varices qui pourraient être rompues.

b) *Sinapisation.* — Pour faire la révulsion par les sinapismes, on utilise les propriétés de l'huile essentielle contenue dans la farine de moutarde noire. Elle se développe au contact de l'eau qui ne doit pas dépasser 50 degrés; l'eau trop chaude fait, en effet, perdre à cette farine toutes ses propriétés. Le vinaigre, qu'on y ajoute quelquefois à tort, a le même inconvénient.

On fait un sinapisme avec la farine de moutarde de la même façon que le cataplasme de farine de lin. On délaie 200 grammes de farine dans de l'eau froide, on forme ainsi une pâte demi-molle que l'on étend sur un linge fin. La rougeur et la douleur indiquent le moment où il faut l'enlever et on doit veiller, chez les personnes dont la sensibilité est abolie (syncope, coma, etc.), et chez les vieillards, à ne pas dépasser la limite de rubéfaction, sous peine de voir se produire des eschares. La durée moyenne est de dix à quinze minutes.

On obtient un effet moins énergique au moyen du cataplasme sinapisé. C'est un cataplasme ordinaire saupoudré de farine de moutarde.

On ne se sert plus guère que de sinapismes préparés à l'avance, connus sous le nom de *papier Rigollot*. On les emploie en les faisant tremper un instant dans l'eau froide et en les appliquant aussitôt sur la peau. On laisse en place dix minutes environ.

S'il en est besoin, on lave la peau à l'eau tiède après avoir enlevé le sinapisme et on essuie doucement avec un linge fin. Quand la cuisson persiste, on peut saupoudrer avec de la poudre d'amidon, appliquer un peu d'huile d'amandes douces, ou un cataplasme ordinaire.

Les bains de pied sinapisés sont très usités; ils agissent de la même manière en déterminant par la rubéfaction l'appel du sang vers les extrémités inférieures.

On emploie 150 grammes environ de farine de moutarde pour un litre d'eau à peine tiède. On ne met la moutarde que lorsque le malade a déjà les pieds dans le bain, à la température convenable ; il faut alors lui entourer les jambes d'une couverture pour qu'il ne respire pas les vapeurs irritantes qui se dégagent. La durée du bain est de dix minutes environ.

Pour un grand bain, on délaie 1,000 grammes

environ de farine dans une certaine quantité d'eau tiède ; on mélange le tout à l'eau du bain qui sera à 30° environ.

c) *Teinture d'iode.* — Elle est très employée comme moyen de révulsion prolongé. On en badigeonne la peau avec un pinceau ordinaire. On interpose entre l'épiderme et les vêtements une couche d'ouate pour éviter les taches. Quand au bout de quelques jours l'épiderme se fendille, se rompt et laisse à découvert les parties sensibles sous-jacentes, on interrompt l'application de la teinture d'iode qui deviendrait intolérable.

2° *Vésication.* — La vésication n'est qu'une révulsion exagérée déterminant sur la peau, par un soulèvement de l'épiderme, la formation d'ampoules remplies de sérosités analogues à celles des brûlures au deuxième degré (phlyctènes).

Les procédés les plus employés sont le vésicatoire à la cantharide, le vésicatoire à l'ammoniaque, l'huile de croton, le thapsia, et enfin le marteau de Mayor.

a) *Vésicatoire à la cantharide.* — De beaucoup le plus usité ; c'est un emplâtre recouvert de poudre de cantharide (insecte coléoptère). On étale la pâte sur un morceau de diachylon en couche uniforme, en ayant soin de laisser dépasser le diachylon de 2 à 3 centimètres dans tout le

pourtour pour permettre l'adhérence à la peau.
On emploie aujourd'hui de plus en plus un vésicatoire préparé d'avance, qui se trouve partout
dans le commerce.

On l'applique après avoir rasé la peau et on le
fixe avec quelques bandelettes de diachylon sur
la partie désignée; il doit rester en place de dix
à douze heures environ. Il détermine une sensation de cuisson et, au bout de quelques heures,
l'épiderme ou couche superficielle de la peau
se soulève constituant une ampoule remplie de
sérosité provenant de la transsudation de l'élément liquide du sang (ou sérum), et non, comme
on le dit vulgairement, de l'épanchement des
humeurs altérées de l'organisme.

On enlève le vésicatoire avec précaution, car
on peut déterminer de la douleur. L'ampoule se
déchire souvent d'elle-même à ce moment-là;
dans le cas contraire, on l'ouvre à sa partie déclive
d'un coup de ciseaux et on étanche avec des compresses le liquide qui s'écoule. Il faut avoir soin
de ne jamais arracher la pellicule épidermique
soulevée, mais de la recoller. Si le vésicatoire a
produit simplement de la rougeur, sans ampoule,
un cataplasme ou l'application pendant deux à
trois heures d'un morceau de diachylon suffira
pour faire apparaître celle-ci.

Comme pansement, on appliquera une couche
d'ouate et un morceau de gaze enduite de vaseline boriquée qui sera renouvelée quotidienne-

ment. Le vésicatoire sera sec au bout de cinq à six jours. Dans ce premier cas, on a le vésicatoire *volant.*

Autrefois on faisait souvent usage du vésicatoire *permanent* qui s'obtenait en le pansant avec des pommades dites épispastiques. Ce procédé est justement tombé en désuétude.

Les mouches de Milan sont de petits vésicatoires qu'on applique et que l'on panse comme les précédents.

L'application du vésicatoire détermine parfois des accidents inflammatoires du côté des voies urinaires. Les urines deviennent fréquentes, parfois albumineuses et même sanguinolentes. Pour éviter cet accident, on peut saupoudrer le vésicatoire de poudre de camphre avant de le placer. Si les accidents surviennent, on les combattra par l'application de cataplasmes sur le ventre et par l'administration de tisane de graine de lin.

b) Vésicatoire à l'ammoniaque. — Il est quelquefois employé pour obtenir une révulsion rapide.

On prend un morceau de compresse de dimension voulue, imbibée d'ammoniaque liquide, et on l'applique en le recouvrant d'un verre de montre ou de taffetas gommé. Il se forme une aréole rouge, et au bout d'une dizaine de minutes, une ampoule. Pansement comme le précédent. Peu usité.

c) *Huile de croton*. — On laisse tomber sur un tampon d'ouate 3 à 4 gouttes d'huile de croton, substance excessivement irritante. En le passant à plusieurs reprises sur la peau, il se forme, au bout de peu de temps, une grande quantité de petites vésicules.

d) *Thapsia*. — C'est un emplâtre qui produit de la rougeur de la peau et une grande quantité de vésicules. Il doit rester en place trois heures environ. Il mérite d'être rejeté, car il cause de vives démangeaisons et de petites ulcérations très longues à guérir, beaucoup plus longues en général que l'affection contre laquelle on l'a employé.

e) *Marteau de Mayor*. — On plonge un marteau pendant une minute dans l'eau bouillante et on l'applique pendant trois secondes sur la peau ; il n'est usité que dans les cas de syncope.

C. Cautérisation.

Par la cautérisation on se propose : *a)* de détruire plus ou moins rapidement les tissus au moyen d'agents divers; *b)*, de produire une révulsion (affections des articulations, maladies pulmonaires, etc.); c) d'arrêter une hémorragie. Les procédés employés sont : la chaleur, certaines substances chimiques, les courants électriques. De ces derniers, nous ne dirons rien, car leur application ne rentre pas dans les connaissances utiles à l'ambulancière.

1° *Cautérisation par la chaleur. — a) Cautère actuel. —* Anciennement, on employait simplement le fer rougi au feu sous le nom de *cautère actuel.* Il était formé par une tige de fer coudée à une extrémité et terminée par un renflement de forme variable (olivaire, demi-sphérique, etc.); l'autre extrémité était fixée dans un manche en bois. On faisait chauffer sur un fourneau portatif garni de charbon, hors de la vue du malade et, suivant les indications du chirurgien, au rouge sombre, ou au rouge vif.

b) Thermo-cautère. — Le cautère, d'un emploi exigeant de longs préparatifs, n'est plus employé qu'en cas de nécessité. On lui a substitué partout un appareil ingénieux et élégant, dit thermo-cautère de Paquelin. Bien que son usage soit du rôle exclusif du chirurgien ou du médecin, l'ambulancière devra cependant savoir le mettre en action.

Il se compose essentiellement : du cautère, tige de platine creuse, de forme variable, suivant

l'usage auquel on la destine; d'un flacon contenant
20 à 30 grammes d'essence de pétrole, d'une soufflerie de Richardson et d'une petite lampe à
alcool.

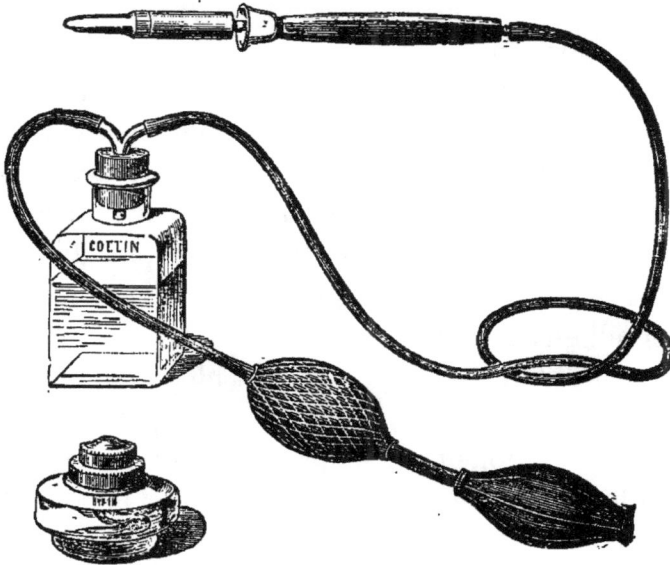

Fig. 75. — Thermo-cautère de Paquelin.

Le cautère est fixé au bout d'un manche de bois
noir creusé dans sa longueur d'un canal qui
loge un tube métallique mettant, par un tuyau
de caoutchouc assez long, le cautère en relation
avec le flacon contenant l'essence de pétrole.

Ce flacon est fermé par un bouchon de caoutchouc percé de deux orifices dans chacun desquels
passe un tube métallique; le premier reçoit l'autre

extrémité du tuyau de caoutchouc ; le second est en communication avec la soufflerie.

Quand on veut chauffer le cautère, on commence par le placer dans la flamme de la lampe à alcool : au bout d'un instant, il rougit, une espèce de bruissement se produit ; on fait alors, mais seulement alors, agir la soufflerie et on retire le cautère de la flamme. Les vapeurs de pétrole sont chassées par l'air de la soufflerie jusque dans le cautère et leur combustion maintient son incandescence.

Pour ne pas encrasser l'appareil, il faut avoir soin de n'employer que de l'alcool pur dans la lampe. Le flacon d'essence de pétrole ne sera rempli qu'au tiers. Lorsque le cautère est amorcé, sa température monte d'autant plus que la soufflerie est plus active, mais il ne faut pas brusquer les insufflations pour ne pas distendre à l'excès la boule soufflante et ne pas faire sauter le bouchon du flacon.

L'opération terminée, on doit, avant de laisser éteindre le cautère, le porter par quelques insufflations plus rapides au rouge vif, puis le laisser refroidir de lui-même à l'air et ne *jamais* le plonger dans l'eau. Une fois refroidi, on le nettoie en le frottant avec un linge mouillé.

2° *Cautérisation chimique.* — *a) Potasse caustique.* — On dispose le cautère à la potasse caustique en taillant, au centre d'un morceau de

sparadrap, une ouverture moitié moindre que la
dimension que l'on se propose de donner à
l'eschare. On applique intimement ce sparadrap
sur la peau et on place sur l'orifice un morceau
de potasse de la grosseur d'une lentille. On
recouvre le tout d'un carré de diachylon plus
grand. Il se produit, au bout de peu de temps, de
la chaleur et de la cuisson. L'eschare est formée
au bout de cinq à six heures. On retire le cautère
et on le remplace par un petit pansement aseptique.

b) Pâte de Vienne. — C'est un mélange à
parties égales de potasse caustique et de chaux
vive. S'emploie comme le précédent, après avoir
été délayé dans un peu d'alcool, de manière à en
former une pâte molle. L'eschare est produite au
bout de dix minutes. Cette substance doit être
conservée à l'abri de l'humidité.

c) Nitrate d'argent. — Il s'emploie sous
forme de crayon (pierre infernale); il est destiné
surtout à détruire les bourgeons charnus exubé-
rants qui se sont formés à la surface d'une plaie.
Il faut passer légèrement le crayon, sans faire
saigner, en respectant les bords de la plaie pour
ne pas retarder la marche de la cicatrisation. Il
importe de sécher la surface vulnérée avant de
cautériser ; sans cette précaution, le crayon en
fondant trop rapidement diffuserait, et l'on dépas-

serait l'effet voulu. On l'emploie encore fréquem·
ment pour détruire les fausses membranes dans
certaines angines, ainsi que dans certaines
ophtalmies. On essuie le crayon après s'en être
servi. Les taches produites par le nitrate d'argent
peuvent être enlevées sur la peau par une solution
d'iodure de potassium.

d) Jus de citron. — Vinaigre. — Employés
surtout dans la diphtérie et certaines angines ;
s'appliquent au moyen d'un pinceau.

Les autres caustiques (pâte de Canquoin, etc.),
sont de plus en plus délaissés depuis la générali-
sation de la méthode antiseptique.

D. Injections dans les cavités naturelles.

a) Oreille. — Dans les affections de l'oreille,
on injecte surtout des liquides antiseptiques, la
solution boriquée par exemple. On se sert, à cet
effet, d'une seringue en verre ou en ébonite, à bout
renflé, d'une capacité de 25 centimètres cubes
environ.

Pour pratiquer l'injection, on redresse le conduit
auditif externe en attirant le pavillon de l'oreille
en haut et un peu en arrière. Les injections dans

l'oreille doivent toujours être très tièdes; pour ne
pas mouiller le malade on lui enveloppe le cou
avec un drap.

Quand il s'agit d'expulser des corps étrangers
qui ont pu s'introduire dans le conduit auditif,
on a souvent recours à l'injection forcée. Le courant liquide passe derrière le corps étranger et le
repousse au dehors. L'injection forcée ne sera,
dans ce cas, pratiquée que par le chirurgien.

b) Fosses nasales. — On se sert d'une seringue ou, de préférence, d'un irrigateur muni d'une
canule spéciale renflée en olive. Le patient est
assis, la tête droite. On introduit la canule du
côté malade et on serre l'aile du nez sur elle entre
le pouce et l'index gauches pour obstruer complètement le conduit de ce côté. On injecte le liquide,
de la main droite, lentement et sans secousses.
Il ressort par la narine du côté opposé. Le liquide,
toujours tiède, sera poussé dans une direction
horizontale sur le plancher des fosses nasales.
Depuis quelques années, on se sert, pour les injections dans les fosses nasales, d'une olive spéciale
dite olive de Weber. Les symptômes d'étouffe-
ment qui se produisent au début de l'opération
disparaissent au bout de quelques secondes.

c) Rectum. — *Lavements.* — On injecte dans
le rectum des solutions médicamenteuses. L'injection ne doit pas, dans ce cas, dépasser 125 à

150 grammes. Pour un lavement ordinaire, on peut injecter 500 grammes. On prescrit souvent un demi ou un quart de lavement, soit de 250 et de 125 grammes.

Il faut savoir diriger la canule ; après qu'elle aura été huilée, on l'introduira de bas en haut et d'arrière en avant à une profondeur de 3 centimètres au moins. Si elle doit remonter plus haut, le médecin le prescrira. On se servira, dans ce cas, d'une canule en caoutchouc durci suffisamment longue.

E. Injections hypodermiques.

On donne le nom d'injections hypodermiques ou sous-cutanées, à l'introduction sous la peau de liquides médicamenteux destinés à agir sur l'organisme entier après leur absorption. Cette méthode est surtout usitée lorsque l'on veut obtenir un effet énergique et immédiat.

Les injections sous-cutanées seront le plus souvent exécutées par le médecin ou le chirurgien, mais, dans bien des circonstances, il confiera ce soin à l'ambulancière ; il est donc indispensable de donner quelques détails sur cette petite opération.

Seringue de Pravaz. — L'instrument habituellement employé est la seringue dite de Pravaz.
Elle est composée essentiellement d'un corps de
pompe cylindrique en cristal, protégé en partie
par deux tiges verticales en argent. Ces tiges
sont reliées ensemble par deux ajutages de même
métal fermant l'appareil à ses extrémités. L'aju-

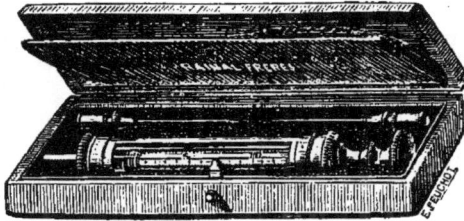

Fig. 76. — Seringue de Pravaz.

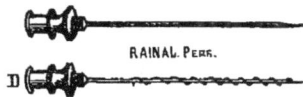

Fig. 77. — Aiguilles de la seringue de Pravaz.

tage inférieur présente un embout destiné à
s'adapter à la canule du trocart ou aiguille creuse
qui se monte à frottement sur cet embout. L'aju-
tage supérieur est percé d'un orifice dans lequel
glisse à frottement la tige du piston. La seringue
contient un centimètre cube de liquide. Sur la
tige du piston sont marquées vingt divisions
indiquant la quantité du liquide injecté, chaque

division correspondant à une goutte de liquide. La seringue et les aiguilles seront toujours rigoureusement *aseptiques*. La peau de la région choisie pour l'injection sera bien entendu nettoyée préalablement.

Pour aseptiser l'aiguille, on la trempe dans une solution phéniquée à 5 pour 100, ou mieux, on la fait passer rapidement dans la flamme d'une lampe à alcool. La seringue est également nettoyée dans la solution phéniquée ou sublimée.

Procédé opératoire. — On remplit la seringue de la solution à injecter et on l'arme avec l'aiguille. Elle sera entièrement remplie, et ne contiendra pas d'air. Pour expulser les bulles d'air on redresse l'instrument la pointe en haut, et on fait remonter ces bulles par quelques secousses; on les chasse alors au dehors en enfonçant légèrement le piston.

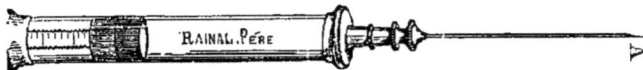

Fig. 78. — Seringue de Pravaz montée.

On trempe l'extrémité de l'aiguille dans de l'huile ou de la vaseline phéniquée pour faciliter sa pénétration. On saisit entre le pouce et l'index de la main gauche toute l'épaisseur de la peau de la région où l'on veut injecter; on détermine par ce pincement un gros pli cutané. Avec la main droite, on enfonce l'aiguille profondément, rapidement, mais sans brusquerie, à la base du pli dans le tissu cellulaire sous-cutané et non dans l'épaisseur de la peau elle-même. On pousse doucement l'injection en pressant progressivement, lentement sur le piston. On abandonne alors à lui-même le pli de la peau, on retire l'aiguille, et on fait quelques frictions légères au niveau de la piqûre.

L'injection faite, on nettoie la seringue comme précédemment; on passe dans le canal de l'aiguille un fil d'argent qu'on laisse en permanence. Cette précaution est indispensable pour en éviter l'obturation (Fig. 77 D).

C'est le médecin qui indique la nature et le titre de la solution, le lieu de l'injection et l'heure à laquelle elle devra être pratiquée.

Les médicaments introduits par cette voie étant très actifs, l'ambulancière se fera un devoir de suivre rigoureusement les prescriptions médicales, de ne jamais outrepasser la dose et de ne jamais céder aux sollicitations des malades qui supplient souvent pour obtenir une injection qu'ils croient devoir leur procurer un calme momentané.

Le *titre* d'une solution est la proportion entre la quantité de médicament et la quantité d'eau servant à la dissoudre. Une solution renfermant 1 gramme de substance active pour 100 grammes d'eau est au titre de 1 pour 100. Il faudra toujours bien examiner le titre de la solution avant de faire l'injection, une erreur de dose pouvant étre fort préjudiciable et souvent dangereuse.

On injecte principalement de l'éther, des solutions de chlorhydrate de morphine, de cocaïne, d'ergotine et de quinine. Il n'est pas nécessaire de faire les injections au niveau du point malade, le médicament entraîné par la circulation est vite diffusé dans la totalité de l'organisme.

A moins d'indications contraires, on choisit un point où la peau est doublée d'une couche assez épaisse de tissu cellulo-graisseux, de préférence les bras, les cuisses, l'abdomen; on évite avec le plus grand soin de piquer les veines. Il ne faut pas faire des injections répétées dans la même région, car si l'on injecte sur le même point une trop grande quantité de liquide, l'absorption se fait lentement; il se produit du gonflement, et la distension des tissus peut donner lieu à de l'irritation et même aboutir à un abcès.

F. Anesthésie.

On pratique aujourd'hui la plupart des opérations chirurgicales en insensibilisant les blessés par des procédés spéciaux qui portent le nom d'*anesthésie*.

1° *Anesthésie générale*. — On la détermine en faisant absorber par la respiration des vapeurs de chloroforme et plus rarement d'éther. L'administration du chloroforme est délicate et non sans danger; elle sera donc toujours pratiquée par un médecin; cependant, l'ambulancière étant souvent appelée à y assister, il est nécessaire de lui fournir quelques indications sur la conduite qu'elle devra tenir.

L'ambulancière veillera à ce que le blessé soit à jeun, au moment de la chloroformisation, au moins depuis cinq à six heures; on évitera ainsi dans une certaine mesure les vomissements. Elle préparera pour le moment de l'opération un flacon de chloroforme, des compresses, une pince à pansement permettant, en cas de besoin, d'attirer la langue en dehors, un abaisse-langue ou, à son défaut, une cuiller, de l'eau froide, un bassin vide en cas de vomissements.

Si le blessé doit être transporté dans la salle d'opérations, l'ambulancière veillera à ce que ce transport ait lieu avec toutes les précautions désirables.

Elle le fait coucher sur le lit, la tête basse, et le fait débarrasser des vêtements et de tout lien qui pourraient le gêner; on laisse découverts le cou et la poitrine.

On se sert le plus souvent pour la chloroformisation d'une compresse enroulée en forme de cornet dout l'ouverture inférieure est assez grande pour recouvrir le nez et la bouche.

14

Au début de l'anesthésie, il arrive très souvent que le blessé s'agite et se lève sur son séant ; il faut alors continuer à faire respirer le chloroforme.

Pendant toute la durée de l'opération, *on doit surveiller le pouls, la respiration et les variations de coloration de la face.*

Quand la respiration s'arrête ou devient difficile, le pouls petit et la face congestionnée, on suspend l'inhalation du chloroforme et on pratique des frictions sèches sur le thorax ; s'il survient des vomissements, on tourne la tête de l'opéré de côté.

Si la face pâlit en même temps que le pouls faiblit, il faut suspendre l'inhalation, faire des frictions sèches sur la poitrine et même des flagellations avec une compresse trempée dans de l'eau froide. S'il y a syncope, on appliquera le traitement que nous avons indiqué pour cet accident en ayant soin de tirer la langue hors de la bouche au moyen de la pince.

Une fois l'opération terminée, on n'abandonne jamais le malade à lui-même avant qu'il ait complètement repris connaissance. Si elle tarde trop longtemps à revenir, on pourra l'activer en l'appelant à haute voix et en lui faisant sur le visage quelques aspersions d'eau froide.

On le fera ensuite transporter dans son lit et on lui maintiendra la tête un peu basse ; on fera revenir la chaleur au moyen de couvertures, de boules d'eau chaude, etc.

Le malaise qui suit la chloroformisation dure de douze à vingt-quatre heures; il est surtout caractérisé par du mal de tête, des nausées et des vomissements. On n'administrera donc dans la journée que des boissons froides, gazeuses, ou du bouillon en très minime quantité à la fois.

Il faudra surveiller également l'état du pansement appliqué à la suite de l'opération, car s'il survenait une hémorragie quelques heures après, on s'efforcerait de l'arrêter et on ferait prévenir *immédiatement* le chirurgien.

2° *Anesthésie locale.* — On peut se contenter, pour les petites opérations, d'anesthésier simplement la région où l'on veut opérer.

Par réfrigération. — La substance la plus usitée est l'éther qui, par sa grande volatilité, produit la réfrigération. Pour l'anesthésie locale on utilise principalement le *vaporisateur de Richardson.* On remplit le flacon à moitié d'éther et on en dirige le jet sur la partie à anesthésier. La vaporisation rapide engourdit la région ; au moment où l'insensibilité est produite, on voit la peau blanchir rapidement (Fig. 79).

Il ne faut pas oublier que l'éther étant très volatil, le flacon qui le contient doit toujours rester bouché et que les vapeurs d'éther prennent feu avec explosion au contact d'une flamme.

On peut encore pratiquer l'anesthésie au moyen d'un mélange réfrigérant, composé mi-partie de glace pulvérisée et de sel marin. On remplit de ce mélange un petit sac de gaze que l'on place sur la région à anesthésier, en protégeant les parties voisines au moyen d'une couche de ouate. Au premier moment, le patient ressent une sensation de froid à laquelle succède bientôt de l'engourdissement. La peau blanchit au bout de deux minutes environ, l'anesthésie est alors obtenue; il ne faut pas dépasser ce point, sous peine de gangrène ; on doit opérer immédiatement, car cette action est passagère.

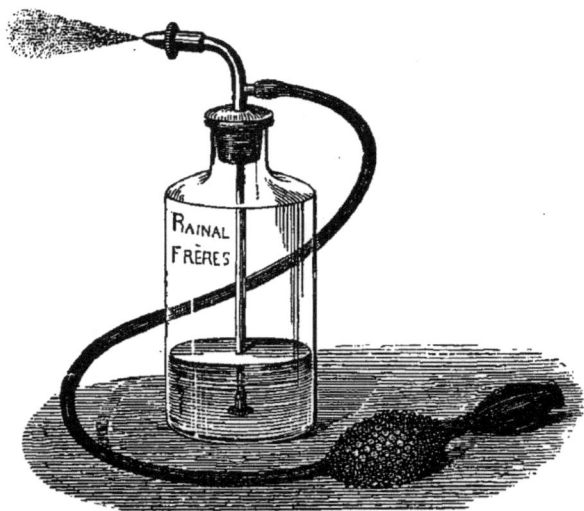

Fig. 79. — Pulvérisateur de Richardson.

3° *Anesthésie locale par action directe.* — Pour l'anesthésie des muqueuses, etc., on utilise beaucoup aujourd'hui la solution de chlorhydrate

de cocaïne (à 1/20 généralement). On l'emploie
soit en badigeonnage, soit en injection sous-
cutanée : elle n'a aucune action sur la peau.
Dans certains cas, il se produit du malaise, de la
pâleur, des vertiges, des nausées, des maux de
tête et des troubles dans les idées; le chirurgien
sera donc seul juge de la dose et du procédé à
employer.

G. Vaccination.

La vaccination est une inoculation destinée
à conférer l'immunité contre la variole pendant
un certain nombre d'années; le vaccin est la
sérosité empruntée originairement au pis des
vaches atteintes d'une affection érup-
tive dénommée *cow-pox*.

Chacun sait que sa découverte est
due au siècle dernier à Jenner. On
vaccine en empruntant du virus vaccinal soit à l'homme (vaccin humain),
soit à l'animal, veau, génisse (vaccin
animal).

Dans les deux cas, le procédé de
vaccination est le même: on opère avec
une lancette cannelée. Pour le vaccin
humain, on choisit comme vaccinifère
un enfant vigoureux et sain. Les pustules bien

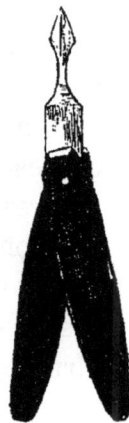

Fig. 80.

développées qu'il présentera devront dater du sixième jour après l'inoculation.

Pour éviter les accidents, on s'attachera particulièrement aux soins antiseptiques ; la lancette sera désinfectée et même flambée. On lavera avec une solution antiseptique les pustules, et la peau de la région où l'on veut vacciner.

Toutes les parties du corps peuvent recevoir les inoculations du vaccin ; la plus usuelle est la région antérieure externe du bras.

On charge la pointe de la lancette (Fig. 80) directement sur la pustule ouverte du vaccinifère, et l'on fait sur la peau une petite piqûre sous-épidermique. On essuie la lancette sur la petite plaie et on laisse sécher.

La *scarification* ou petite incision de 2 à 3 millimètres est supérieure à la piqûre. Si la petite incision saigne un peu, il faut laisser sécher le sang avant de permettre à la personne vaccinée de se rhabiller. Il importe aussi, après la vaccination, d'éviter au niveau des piqûres toutes les causes d'irritation. On fait habituellement trois piqûres à chaque bras, distantes de 2 centimètres environ.

Le vaccin animal tend de plus en plus et avec juste raison à remplacer le vaccin humain. Le virus est plus pur et écarte tout danger de transmission des maladies ; de plus, un seul animal peut en fournir des quantités considérables.

Le procédé opératoire est le même, mais l'évolution plus active ; on conserve ce vaccin par divers procédés ; quand il n'est pas trop ancien, il garde les mêmes propriétés que le vaccin frais et s'emploie de la même façon.

On tend de plus en plus à substituer à la lymphe la pulpe provenant du raclage de la pustule, comme étant bien plus efficace.

Marche de la vaccine. — Vers le troisième ou quatrième jour, on voit apparaître, au niveau des piqûres qui ont réussi, une aréole rouge qui se transforme du cinquième au sixième jour en une vésicule aplatie et transparente. Ce bouton vaccinal s'agrandit et atteint sa maturité du septième au huitième jour. A ce moment, chaque vésicule présente à son centre une petite dépression, une ombilication nacrée et transparente dont les bords sont généralement entourés d'un cercle inflammatoire. Le huitième jour, la vésicule n'est plus transparente et devient pustule, l'aréole agrandie devient rouge sombre ; elle est alors légèrement douloureuse. Les ganglions du creux de l'aisselle sont souvent engorgés en même temps.

Du onzième au treizième jour, l'inflammation va en diminuant, la pustule se flétrit, et il se forme une croûte noirâtre qui finit par tomber et laisse une cicatrice blanchâtre presque indélébile que tout le monde connaît.

Il faut savoir reconnaître cette éruption et la

distinguer de la fausse vaccine dans laquelle les phénomènes inflammatoires ne suivent pas une marche aussi régulière et commencent dès le lendemain de la piqûre; dans ce cas, il n'y a jamais d'ombilication.

H. Suralimentation.

La suralimentation consiste à administrer aux malades et blessés affaiblis des aliments facilement assimilables contenant le plus possible d'éléments nutritifs sous un petit volume et à une dose supérieure à celle qui serait nécessaire pour entretenir simplement la vie organique. On utilise dans ce but principalement des jus de viande, de la viande très finement hachée mélangée à du potage ou des préparations spéciales connues sous le nom de poudres de viande.

La poudre de viande doit être conservée à l'abri de l'humidité et de la chaleur ;la boîte, une fois entamée, doit être consommée rapidement. Pour administrer directement cette poudre, on la mélange à du lait ou à de l'eau; on ajoute le liquide progressivement, de manière à éviter les grumeaux. On en rend le goût plus supportable en y joignant soit un peu de rhum et de sucre, soit un peu de bouillon aromatisé, selon la nature de la préparation.

Alimentation forcée. — Certains blessés ou malades sont dans l'impossibilité de manger; il faut donc les nourrir *artificiellement.* Le moyen le plus usité consiste à porter les aliments directement dans l'estomac, au moyen de la *sonde œsophagienne*; celle-ci sera introduite par le médecin seul, mais il est bon que l'ambulancière la connaisse. Elle se compose d'un tube de caoutchouc rouge à parois lisses et assez résistantes, long de 1ᵐ20 environ, du diamètre de 5 à 7 millimètres. L'extrémité inférieure, celle qui s'enfonce dans l'estomac, est percée latéralement de deux trous, l'extrémité supérieure est évasée et destinée à s'adapter au récipient contenant le liquide alimentaire (Fig. 82).

L'ambulancière préparera les sondes qui seront toujours scrupuleusement propres, de l'huile pour les enduire et en faciliter l'introduction.

Enfin elle tiendra prêts les aliments : ceux-ci peuvent être introduits soit par un entonnoir, soit par un irrigateur, adaptés sur l'extrémité supérieure de la sonde.

Ces aliments doivent être liquides ou semiliquides : bouillons concentrés, contenant ou non des jaunes d'œuf délayés, du lait, du café, du vin, de la poudre ou du jus de viande, etc. Il faut éviter, en préparant ces divers aliments, la formation de grumeaux, afin de ne pas boucher la sonde.

On peut aussi introduire dans l'estomac, par le même procédé, des solutions médicamenteuses.

Lavage de l'estomac. — Lorsque le lavage de l'estomac a été prescrit, il faut laisser le malade sans manger au moins quatre heures

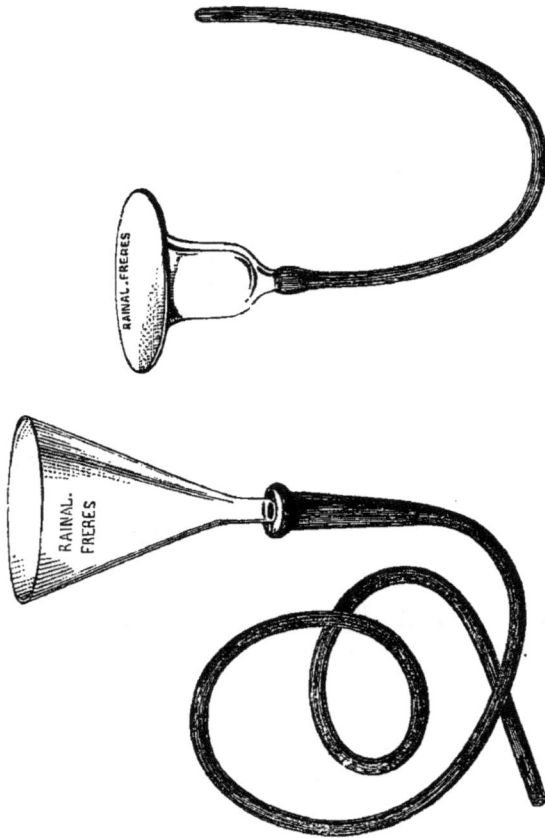

Fig. 82. — Appareil pour l'alimentation artificielle.

Fig. 81. — Appareil pour le lavage de l'estomac.

avant l'opération, et le faire lever, si son état le permet, quelques instants auparavant. On protège le corps en entourant le cou d'une alèze et on recouvre le parquet voisin d'une toile cirée.

Pour cette opération, on prépare l'entonnoir et le tube en caoutchouc dit de Faucher. Ils seront toujours d'une stricte propreté (Fig. 81).

Deux cuvettes sont nécessaires : l'une est placée sur les genoux du malade, pour lui permettre de cracher et de vomir, l'autre est destinée à recevoir le liquide qui s'écoule du tube. Le médecin peut avoir intérêt à constater la qualité des liquides qui sortent de l'estomac aux divers moments de l'opération. Dans ce cas, pour ne pas les mélanger, on aura plusieurs cuvettes à sa disposition.

On place l'eau d'avance dans cinq ou six pots ne dépassant pas la contenance d'un litre; elle est employée à peine tiède; l'eau trop chaude est nuisible.

Si elle doit contenir des substances médicamenteuses, le médecin les prescrira.

Afin de faciliter l'introduction du tube, on l'enduit d'un peu d'huile ou de vaseline, comme nous l'avons vu en parlant de la suralimentation.

L'opération terminée, le tube sera nettoyé à l'eau tiède et conservé à l'abri du froid qui le rendrait cassant, et de la chaleur qui l'amollirait.

CHAPITRE V

DÉSINFECTION

Un milieu servant d'habitation à l'homme, comme à tout être organisé, est fatalement, au bout d'un temps plus ou moins long suivant les circonstances, rendu insalubre par le seul fait

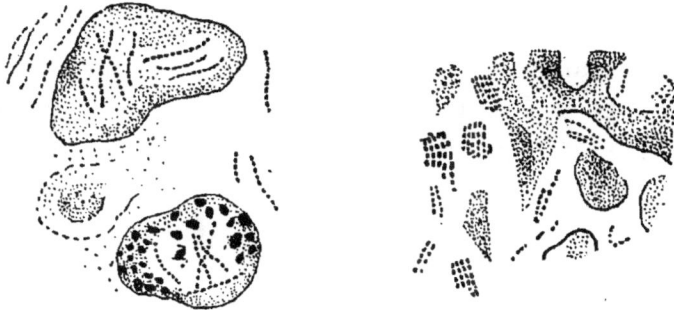

Fig. 83. — Bacilles de la tuberculose observés dans les crachats. Ils sont figurés par les lignes pointillées. Le plus grand nombre est libre dans le liquide, mais quelques-uns sont contenus dans les cellules lymphatiques (Cornil et Babès).

que les déchets de la vie organique, ceux de la vie matérielle de l'habitant, les germes ou éléments figurés qu'il apporte de l'extérieur sur sa personne et sur les objets à son usage, ceux que l'atmosphère charrie perpétuellement, s'immobilisent et se fixent sur les parois de l'habitation (Morache).

Dans les locaux occupés par des malades, le danger est encore plus grand, l'insalubrité se produisant plus certainement encore. Si les malades sont atteints d'affections contagieuses, il est indispensable de prendre des mesures pour empêcher la propagation des germes morbides.

D'après ce que nous savons de la transmission des maladies épidémiques par des germes animés, qui peuvent pulluler sur les murs, les planchers, les vêtements et le corps même des individus, il est facile de comprendre le but que se propose la désinfection. Elle ne se contente plus de chercher à masquer plus ou moins les odeurs méphitiques en leur en substituant d'autres à peine plus supportables, elle s'efforce aujourd'hui de détruire ces infiniment petits partout où elle les rencontre.

Toute affection épidémique et contagieuse est considérée aujourd'hui comme déterminée par des germes parasites se transmettant de proche en proche soit directement d'un individu à l'autre, soit par l'intermédiaire des courants atmosphériques, de l'eau de boisson, des aliments, du sol, etc. Il paraît possible, au moins théoriquement, d'éviter les épidémies ou au moins d'en arrêter l'extension en s'attaquant à leur cause.

Parmi les moyens mis à notre disposition il

faut placer en première ligne la désinfection *préventive*. Nous avons déjà indiqué, à ce titre, une large aération, le cubage atmosphérique, l'imperméabilisation des murs et des planchers, permettant leur lavage fréquent et facile avant que les germes n'aient eu le temps de s'y fixer.

La ventilation et l'introduction de la lumière solaire sont également de puissants moyens de désinfection préventive; les quantités d'air que la ventilation met en mouvement entraînent mécaniquement les germes répandus dans l'atmosphère, en même temps que l'oxygène de l'air, dont l'action est favorisée par les rayons du soleil, annihile leur virulence; nous l'avons dit, en parlant des soins généraux aux malades. Ainsi se justifie la boutade d'un médecin à qui l'on demandait quel est le meilleur désinfectant: Celui qui sent le plus mauvais, répondit-il, car il force à ouvrir immédiatement toutes les fenêtres.

Voyons maintenant succinctement les moyens les plus propres à pratiquer la désinfection *effective*.

Nous avons déjà indiqué la nécessité d'*isoler* les malades atteints d'affections contagieuses, mais il ne suffit pas de les isoler, si l'on ne détruit pas les germes virulents provenant de beaucoup d'entre eux, comme les varioleux par exemple, dont les croûtes, au moment de la desquamation, tombent sur le lit et le plancher et peuvent de là porter la contagion à distance.

Du sable légèrement humide répandu sur le sol retient les poussières et les empêche de se disséminer dans l'atmosphère; chaque jour les résidus du balayage doivent être détruits par le feu dans une cheminée ou un fourneau.

Nous avons déjà insisté sur la désinfection des personnes appelées à soigner les malades et blessés, et en parlant de l'antisepsie, nous avons vu que le principe des soins chirurgicaux repose lui-même sur la désinfection des plaies.

Il nous reste à indiquer les principaux procédés de désinfection des locaux et des vêtements, objets de literie, etc.

1° *Désinfection des locaux* (1). — Il ne suffit pas, pour désinfecter un local, d'en arracher le papier et d'en remettre un neuf, ou de remettre une couche de peinture sur l'ancienne, car, dans ces opérations, on détache les germes, qui sont disséminés dans l'atmosphère ou sur le plancher, mais on ne les a pas détruits.

Le moyen auquel il faut donner la préférence aujourd'hui consiste à projeter sur les murs et les planchers une solution de sublimé à 1 pour 1,000 mélangé à de l'acide tartrique.

Pour les murs peints à l'huile on peut employer le lavage avec des éponges ou des pinceaux.

. (1) E. Richard. *Archives de Méd. mil.*, 1890, nᵒˢ 2 et 3.

Pour les murs peints à la colle ou recouverts de papiers non vernis, on peut se servir d'une pompe de jardin.

L'opération est rendue beaucoup plus facile au moyen du pulvérisateur Geneste et Herscher qui se

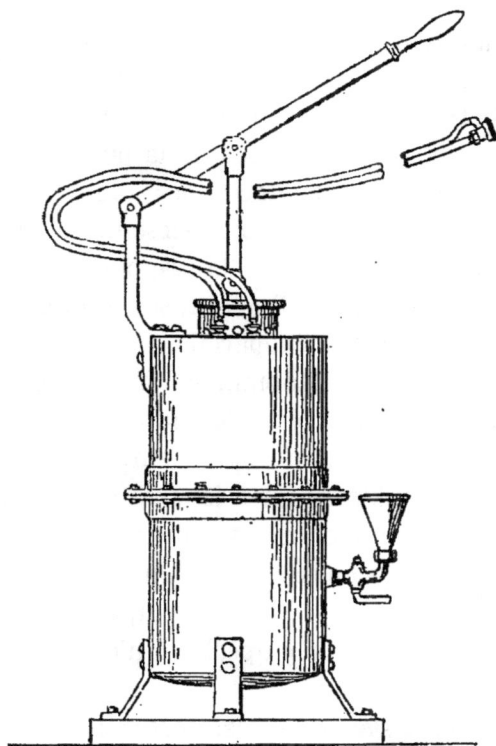

Fɪɢ. 84. — Pulvérisateur Geneste et Herscher pour la désinfection des locaux.

compose d'une pompe aspirante et foulante, au moyen de laquelle on refoule de l'air dans un réservoir contenant le liquide désinfectant. De ce

récipient partent deux forts tubes en caoutchouc :
l'un prenant son origine à la partie supérieure et
destiné à l'air comprimé; l'autre sortant au voisinage du fond du récipient et destiné au liquide.
On peut donner à ces tubes la longueur que l'on
veut. Ils aboutissent tous deux à une sorte de
pomme d'arrosoir, dans laquelle le mélange de
l'air et du liquide se fait intimement et où
s'effectue la pulvérisation. Une tige rigide assez
longue permet de présenter la pomme d'arrosoir
en regard des surfaces les plus voisines du
plafond ; il faut deux personnes, l'une pour
manœuvrer la pompe, l'autre pour promener le
jet sur les parois. Deux anses servent à transporter facilement l'appareil.

Ce procédé n'endommage pas les surfaces et
n'altère que les papiers de qualité inférieure; il ne
porte aucune atteinte aux peintures à l'huile ni
aux parois blanchies à la chaux. Il n'a jamais
produit aucun effet nuisible sur les personnes
chargées de s'en servir. Le sublimé persiste une
quinzaine de jours dans le local, mais en quantité
trop minime, pour empêcher qu'on ne le réoccupe
très promptement.

Quand il s'agit de désinfecter un local infecté
par des tuberculeux, on doit donner la préférence
à la solution phéniquée à 5 pour 100, car l'acide
phénique agit plus énergiquement sur le virus
tuberculeux que le sublimé.

Esmarch préconise un procédé par la mie de

pain. On frotte les murs avec cette mie assez fraîche, élastique et non grumeleuse ; les poussières y restent collées et s'y incorporent; on les détruit ensuite par incinération (1).

Le procédé d'Esmarch est insuffisant pour les planchers, car on ne peut aller par ce moyen en désinfecter les interstices. On emploie également quelquefois dans la proportion de 5 pour 100 l'émulsion de *crésyl*, sorte de savon résineux, produit complexe provenant de la distillation des huiles lourdes de houille.

La désinfection par production d'acide sulfureux au moyen de la combustion du soufre en fleur et en bâton est encore assez souvent usitée.

On évite les dangers d'incendie en isolant le soufre dans un vase en terre placé lui-même sur un lit de sable ou de cendres, de 10 centimètres d'épaisseur.

La quantité minima à employer est de 30 grammes ; pour une désinfection sérieuse il faut aller jusqu'à 60 grammes par mètre cube. Le gaz acide sulfureux étant plus lourd que l'air, il est bon, pour faciliter sa diffusion, de multiplier les récipients et de les élever au-dessus du niveau du sol.

Il faut empêcher complètement l'accès de l'air

---

(1) Ce procédé est plus coûteux. Pour une pièce de 60 mètres cubes la dépense serait de 3 francs environ, tandis qu'elle ne serait que de 7 centimes avec le sublimé.

dans les pièces à sulfurer. On obtient ce résultat en collant des bandes de papier sur toutes les fentes des portes et des fenêtres, ainsi que sur toutes les fissures qui peuvent exister. Après avoir allumé, on ferme la porte de sortie et on en obstrue également les fentes par l'extérieur.

On ouvre avec précaution, après vingt-quatre ou mieux quarante-huit heures; il est bon de laisser tous les orifices largement béants pendant deux jours pour que les courants d'air entraînent toutes les traces de vapeurs sulfureuses, avant de permettre la réoccupation. Il persiste un certain temps une odeur spéciale qui n'est pas nuisible. Ce procédé a l'avantage de pouvoir désinfecter simultanément les locaux et la literie qu'ils contiennent, mais il faut battre soigneusement les couvertures, tapis, matelas, etc., qu'on aurait laissés dans les chambres.

2° *Désinfection des effets de literie et d'habillement.* — On comprend qu'elle a une importance égale à celle des locaux.

Le procédé de choix et qui tend à se généraliser de plus en plus, est celui de la vapeur humide sous pression. La sulfuration étant encore très usitée et n'exigeant aucun outillage spécial, sera encore le procédé de nécessité.

a) Sulfuration. — Il est facile d'aménager, s'il n'en existe pas de construit spécialement,

un local destiné à cet usage. On prend une pièce
n'ayant pas d'autre orifice que la porte d'entrée;
on peut en imperméabiliser les parois avec une
couche de coaltar; on y dispose plusieurs claies
superposées pour les matelas, ainsi que des
tringles et des clous pour les vêtements. On
suspend au milieu un récipient métallique, élevé
de deux mètres environ au-dessus du sol. On
obture comme nous l'avons vu précédemment l'orifice de sortie avec des bandes de papier collées.

Les vapeurs sulfureuses, si elles sont assez
abondantes, pénètrent facilement jusque dans
l'intérieur des matelas; elles n'altèrent pas les
couleurs ni la qualité des tissus de laine.

b) Vapeur humide. — La désinfection par la
vapeur humide sous pression tue sûrement les
germes les plus résistants, sans altérer ni la
solidité, ni, en général, la couleur des tissus.
Elle s'obtient par des étuves spéciales dont l'usage
tend de plus en plus et avec raison à se généraliser. Il en existe aujourd'hui dans beaucoup de
villes et dans un grand nombre d'établissements
publics.

Le modèle construit par MM. Geneste et
Herscher se compose en principe d'un corps
cylindrique en tôle, à simple paroi, recouverte
entièrement d'une enveloppe isolante. A chaque
extrémité du cylindre se trouve une porte à
fermeture hermétique.

La vapeur peut être introduite dans ce cylindre à une pression qui, pour assurer une désinfection complète, n'a pas besoin de dépasser une demi-atmosphère correspondant à 110° centigrades. De nombreuses expériences ont prouvé que les spores sont détruits complètement dans ces conditions.

Les objets à désinfecter, matelas, vêtements, etc., ont été préablement disposés sur un chariot monté sur rails que l'on introduit dans le corps du cylindre.

La désinfection d'un matelas est achevée au bout de 15 minutes ; il faut compter en plus 20 minutes pour le séchage ; pour cette dernière opération on laisse entr'ouverte une des portes de l'étuve.

Mais dans beaucoup de circonstances l'on n'aura pas une étuve aussi perfectionnée à sa disposition ; pour y suppléer facilement on improvisera de la façon suivante, et à peu de frais, une étuve à courant de vapeur (E. Richard) :

Au-dessus d'une chaudière du diamètre de 0ᵐ80 environ et d'une capacité de 100 litres au moins, on place debout un tonneau défoncé à ses deux bouts, dont le diamètre est légèrement supérieur à celui de la chaudière et dont la hauteur mesure environ 1ᵐ50. Le fond du tonneau est remplacé par un filet formé de cordes entrelacées : l'orifice supérieur est coiffé d'un couvercle qui ferme aussi exactement que possible et qui est percé à son centre de deux trous, dont l'un reçoit un thermomètre et dont l'autre sert à l'échappement de la vapeur.

Par un système de ficelles et de crochets fixés à la surface inférieure du couvercle et sur les parois du tonneau, on dispose, dans l'intérieur de celui-ci, les objets soumis à la désinfection. Pour empêcher que la vapeur ne s'échappe entre le bord supérieur de la chaudière et le bord inférieur du tonneau, on lute l'interstice avec de la glaise ou avec des chiffons mouillés.

Au lieu de cet appareil primitif, dont on pourra se contenter, en cas d'urgence, il en existe un certain nombre d'autres plus perfectionnés que l'on peut faire construire; mais leur description nous entraînerait trop loin et sortirait du cadre de cet ouvrage.

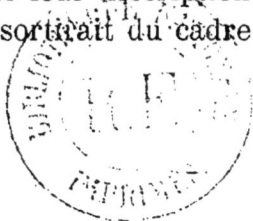

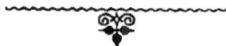

TABLE DES MATIÈRES

CHAPITRE PREMIER

Soins généraux.

CHAPITRE II

Service des blessés.

ACCIDENTS ET COMPLICATIONS DES PLAIES

CHAPITRE III

Service des fiévreux.

CHAPITRE IV

Pratique journalière.

CHAPITRE V

Désinfection.

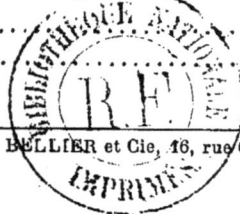

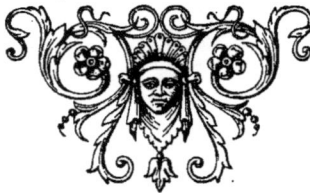

Bordeaux. — Imp. Nouvelle A. BELLIER et Cie, 16, rue Cabirol.

www.ingramcontent.com/pod-product-compliance
Lightning Source LLC
Chambersburg PA
CBHW071642200326
41519CB00012BA/2374